PSICODRAMA EM ESPAÇOS PÚBLICOS

CIP-BRASIL. CATALOGAÇÃO NA PUBLICAÇÃO
SINDICATO NACIONAL DOS EDITORES DE LIVROS, RJ

P969

Psicodrama em espaços públicos : práticas e reflexões / organização Mariângela Pinto da Fonseca Wechsler, Regina Fourneaut Monteiro. – 1. ed. – São Paulo : Ágora, 2014.

Inclui bibliografia
ISBN 978-85-7183-136-0

1. Psicodrama. 2. Psicoterapia. 3. Psicologia. I. Wechsler, Mariângela Pinto da Fonseca. II. Monteiro, Regina Fourneaut.

13-06560 CDD: 616.891523
CDU: 616.8

www.editoraagora.com.br

PSICODRAMA EM ESPAÇOS PÚBLICOS

Práticas e reflexões

Mariângela Pinto da Fonseca Wechsler
Regina Fourneaut Monteiro
(ORGS.)

EDITORA
ÁGORA

PSICODRAMA EM ESPAÇOS PÚBLICOS
Práticas e reflexões

Editora executiva: **Soraia Bini Cury**
Editora assistente: **Salete Del Guerra**
Capa: **Alberto Mateus**
Imagem da capa: **iStockphoto**
Ilustrações do capítulo 10: **Ricardo Guerra Florez**
Produção editorial: **Crayon Editorial**
Impressão: **Sumago Gráfica Editorial**

Editora Ágora
Departamento editorial
Rua Itapicuru, 613 – 7º andar
05006-000 – São Paulo – SP
Fone: (11) 3872-3322
Fax: (11) 3872-7476
http://www.editoraagora.com.br
e-mail: agora@editoraagora.com.br

Atendimento ao consumidor
Summus Editorial
Fone: (11) 3865-9890

Vendas por atacado
Fone: (11) 3873-8638
Fax: (11) 3873-7085
e-mail: vendas@summus.com.br

Impresso no Brasil

Sumário

Abertura – Socioterapia porque ninguém fica louco sozinho

Marisa Nogueira Greeb

Na vida, pautei-me sempre na confiança, na cidadania e no rompimento de barreiras – portanto nos movimentos coletivos. Participei ativamente dos movimentos estudantis. Formei-me em Psicodrama, e agradeço a Iris Azevedo por me introduzir nessa área de conhecimento. Acreditando que as lutas são políticas, me integrei no sociodrama por perceber que a loucura é uma produção social de uma subjetividade capitalística. Fui atravessada pelos pensadores que tratam a questão dessa política de produção de subjetividades, como Heráclito, Espinosa, Nietzsche, Marx, Foucault, Deleuze, Guatarri, Proudhon, Chomsky, Gramsci e Moreno, com sua metodologia socionômica. Quando soube que o congresso do Partido Comunista, em 1912, optou pelo materialismo histórico e não pelo materialismo dialético, fiquei surpresa, pois a história do mundo poderia ter sido outra – ficamos travados no domínio do Estado de um lado e pelas grandes corporações de outro. Parafraseando Heráclito, creio que somos seres múltiplos, sendo nossa subjetividade formada na relação com o mundo e com a cultura na qual estamos inseridos. Deleuze chegou a chamar a subjetividade de "dobra do fora", e penso que é ela o que nos enlouquece. Assim como entendo hoje a leitura do projeto socionômico de Moreno e suas implicações em busca da sociatria.

Desse ponto de vista, entendo que a consciência se faz na *polis* como reflexo do mundo, compromete-se com a diferença que se quer expressão e rompe com dado modelo de humanidade.

Portanto, não se trata de melhorar a humanidade, mas de ressoar como ruptura dos paradigmas da forma do homem tal como foi concebido na Grécia socrática. Diz Nietzsche: "O homem está doente". Mas qual é a doença dele? A resposta de Nietzsche é que a doença é o homem, ou melhor, a forma de homem que ele construiu para si mesmo. Diz Foucault que o homem é uma invenção recente e, na verdade, está morrendo. Foucault é um herdeiro direto de Nietzsche nesses termos e, quando constatou que o homem está morrendo, referia-se à ideia de que o homem, tal como o conhecemos – nas configurações moral, científica, religiosa e psíquica –, está com os dias contados. Quando essa forma de homem morrer, não chorem, pois não valerá a pena, afirma Foucault.

O que quero dizer é que o sociopsicodrama público se faz em ato transformador quando permite ao cidadão questionar-se a respeito dessa forma de homem produzida, e assim outro cidadão se torna possível. É a introdução da possibilidade de outramento.

Acredito, aliada a esse pensamento anarquista e moreniano, que o sociopsicodrama público é um processo eticopolítico de intercessão social baseado em atos experimentais de revitalização da condição cidadã e de reativação de desejos despotencializados. Prefiro intercessão em vez de intervenção. Interceder é colocar-se no lugar do outro e pleitear sua causa como se fosse própria. Lembramos aqui a experiência do psicodrama das Diretas Já, marco importante de finalização da ditadura e momento inaugural do psicodrama público no Brasil realizado no Vale do Anhangabaú.

Prosseguindo nesse desejo de revitalização cidadã, atuamos em várias secretarias municipais na gestão de Erundina e de Marta, isto é, em espaços públicos por excelência. Na Companhia de Engenharia de Tráfego (CET) trabalhamos com os grevistas que exigiam o retorno ao trabalho depois de ser demitidos por Jânio. Demissões feitas de maneira gratuita, porque militância não se cobra. Por reconhecimento, recebi o Atestado de Notório Saber e, pela Escola Role Playing, o Atestado de Notória Especialização.

Em Porto Alegre, participamos de todos os fóruns sociais realizando sociopsicodramas.

O Psicodrama da Cidade (2001) foi uma consequência do percurso que percorríamos na Escola Role Playing. Nos anos 1980, Marcelo Zelic, um aluno nosso que morava na favela, começou a sociopsicodramatizar nas comunidades da periferia de São Paulo. Hoje, é vice-presidente do Tortura Nunca Mais e organizador do Armazém Memória. Fui uma das organizadoras da Ação Popular (AP), criada em 1961 e calcada na crítica que fizemos aos 13 partidos existentes na época. Em seguida, fui militante do PT, desde sua constituição. Presidi também a Fundação Wilson Pinheiro (depois substituída pela Fundação Perseu Abramo).

Marta Suplicy, conhecendo minha trajetória, convidou-me para uma reunião com seis companheiros, antes de sua posse como prefeita, na qual seria discutida a questão da ética em sua gestão, e propôs a realização de um grande psicodrama em São Paulo. Aceitei o convite e me propus a realizar o Psicodrama da Cidade e não na cidade. Logo pensei no grupo dos 11 idealizado por Brizola: cada um dos 11 iniciais buscaria mais 11 e assim por diante. Apliquei esse esquema e chegamos a 700 psicodramatistas! A equipe básica era de seis pessoas: Daniela Greeb, Vanessa Labigalini, Isabel Dantas, Valéria Grzywacz, Marcelo Zelic e eu. Levantamos todos os pontos da cidade, cobrindo todo o território. À medida que a população era informada, mais pontos eram ampliados de acordo com a demanda. Cuidamos também de nossa rede com encontros para acompanhamento e reflexão, com um grande seminário sobre ética no Tuca, pois o foco seria o psicodrama da ética. Como trabalharíamos na rua com a população, achamos necessário fazer o psicodrama dos psicodramatistas, inaugurando nossas ações no Centro Cultural São Paulo (CCSP).

Para nossa alegria, o Psicodrama da Cidade foi uma ação disruptiva porque rompeu modos conservadores de tratar a cidade; revolucionária, porque nos 153 pontos de São Paulo foi semeado, ao mesmo tempo, o desejo de ações cidadãs; feliz, porque gerou alegria, vontade de viver e ampliou a potência criativa; terapêutica, porque levou à busca da superação das forças ressentidas da vítima e ao resgate das forças ativas e criativas; e, ainda, foi uma ação desencadeadora de novos fluxos, porque um movimento foi iniciado[1]. Também deu continuidade aos sociodramas públicos com perueiros, atores, vistores públicos e em várias cidades do estado de São Paulo, com resultados transformadores para a vida desses cidadãos[2].

O Psicodrama da Cidade produziu desdobramentos como o primeiro sociodrama público da América Latina, com cinco países da Europa nos apoiando por "Uma outra América possível". Esse trabalho foi publicado pela Universidade do México (Bello, 2004).

Fico feliz por abrir este novo livro que pretende socializar experiências, desejando a multiplicação dessa práxis em todo o território nacional e – por que não? – mundial.

Referência bibliográfica

BELLO, María Carmen. *Primer sociodrama público y simultáneo de América Latina: escenas de los pueblos.* Cidade do México: Universidad Nacional Autónoma de México, 2004.

1. Para saber mais, acesse: <www.armazemmemoria.com.br/psicodramadacidade>. Acesso em: 12 jun. 2013.
2. Disponível em: <www.relacionais.org.br>. Acesso em: 14 jun. 2013.

Prefácio – Relembrando a história e o sentido do psicodrama público no Centro Cultural São Paulo

Antonio Carlos Massarotto Cesarino

Em 21 de março de 2001, foram realizados psicodramas públicos em 153 pontos da cidade de São Paulo, com a participação de milhares de pessoas[1]. Houve grande repercussão do acontecimento. Na imprensa falada e escrita, algumas manifestações foram negativas, equivocadas ou de má-fé. Por essa razão, escrevi um texto que foi publicado na *Folha de S.Paulo* em 7 de maio de 2001. Nele, tentei esclarecer aos leitores do jornal sobre o que havia se passado e a relação entre esse acontecimento e o momento histórico paulista e brasileiro. Acredito que esse documento ainda é atual na medida em que tenta situar de maneira sucinta o que é o psicodrama desde sua criação, no início do século XX, até hoje[2]. Por isso, gostaria de lembrar alguns de seus trechos (Cesarino, 2001a):

> O psicodrama é uma maneira de trabalhar com grupos de forma terapêutica, pedagógica e investigativa [...].
> No Brasil o psicodrama surgiu com força durante o período mais terrível do regime militar – fim dos anos 1960 e início dos 1970. Era a época em que se desenvolvia a contracultura, em que se questionavam posturas até então inquestionáveis [...]. As grandes modificações na vida econômica e política que fizeram o caminho para a globalização e o que ela tem de destrutiva e predatória são a continuação dessa história. Essa volta ao individualismo, no seu pior sentido, paralela a um estímulo crescente ao consumismo é o corolário dessa cultura globalizante [...]. Quanto mais essa face do capitalismo se desenvolve e se arraiga, mais se implanta na mente das pessoas esse individualismo/egoísmo, determinando que a vida e o destino de cada um são obra dele mesmo. A consequência desse pensamento é que não é necessário ser solidário, a comunidade é uma ficção. A ética nesse caso se resume ao interesse pessoal. Não se cogita a cidadania, logo não se necessita do Estado. O psicodrama surge propondo o coletivo onde se impunha o isolamento, o grito onde o medo exigia silêncio e paralisia. Ele aceita a sua vocação política embora tenha um grande espaço terapêutico [...]. No psicodrama, a plateia e os artistas se confundem, o texto

1. Organizados por Marisa Greeb e equipe.
2. Esse mesmo texto foi publicado mais tarde em livro organizado por Ronaldo Pamplona. Conferir Cesarino, 2001b.

surge na hora e o drama é o drama do grupo presente. Isso é a concretização, simbólica e com a força emocional da dramatização de que o drama de cada um depende de um pensar e atuar coletivo.

Depois da realização daqueles psicodramas na cidade de São Paulo houve uma descoberta de que o espaço público não é só um espaço de passagem. Ele nos pertence pode ser um espaço de encontro e convivência.

Mais adiante, em contato com o psicanalista Leopoldo Nosek, na época presidente da Associação dos Amigos do Centro Cultural São Paulo, surgiu uma proposta para a realização de psicodramas públicos nesse espaço. Inicialmente, o projeto foi organizado por mim e por uma equipe: Cida Davoli, Murillo Viotti e Ricardo Florez. O projeto, que existe há dez anos, tem sido dirigido por um grupo maior[3]. Esses psicodramas vêm acontecendo na sala Adoniran Barbosa do mesmo centro[4].

A transcrição do meu artigo da *Folha de S.Paulo* visa reafirmar a motivação que orientou o início e a continuação desse trabalho perseverante que se repete todas as semanas. É importante lembrar que nenhum dos psicodramatistas responsáveis pela manutenção desse trabalho é remunerado.

O mote do psicodrama propondo o coletivo, o encontro sem reticências, a aproximação entre pessoas que em outras circunstâncias não se encontrariam, colocando a dimensão emocional e afetiva nesse contato, é um movimento na direção de perceber a possibilidade de tentar assumir a própria cidadania.

Ao longo desses anos, são realizados todos os sábados pela manhã sessões de psicodrama público. Vale salientar a grande persistência na busca da criação de eventuais focos de reflexão que se difundam para os diferentes grupos aos quais pertencem esses frequentadores. Muitos deles não teriam, não fosse esse trabalho, oportunidade de pensar e discutir aspectos da própria existência (concreta ou subjetiva) e da intensa ligação de sua vida com o social onde estão mergulhados, quase sempre sem ter clara essa percepção.

3. André Dedomenico, Claudia Fernandes, Cida Davoli (coord. – Gestão 2003-2010); Marcia Baptista, Mariângela Pinto da Fonseca Wechsler, Milene S. Féo, Pedro Mascarenhas, Regina Fourneaut Monteiro (coord. – Gestão 2011-2013); Rosane Rodrigues, Terezinha Tomé Batista, Valéria Barcellos.

4. Nessa sala aconteceram, em tempos passados logo após o fim da ditadura, manifestações culturais e políticas importantes, como um julgamento simulado de figuras da política de saúde pública da época em torno da discussão sobre o hospitalocentrismo como orientação principal para o tratamento da doença mental. Essa sala terminou sendo a sede quase oficial do psicodrama público que na maior parte das vezes é aí realizado. Pois foi ali também que em 2001, no dia do Psicodrama da Cidade, dirigimos (Antonio Lancetti e eu) um trabalho psicodramático com cerca de 600 pessoas, a maioria jovens que se preparavam para servir na Guarda Civil Metropolitana. Atuaram nesse psicodrama os egos-auxiliares Haroldo Pedreira, Valéria Nador, Jussara Borges Viana, Ana Luiza Monteiro de Barros, Elisa Ayako Shirasu, Ivone Iume Murakami, Luisa Franco, Maria Lúcia Amorim, Silvia Rocha, Rosângela Gomes de Souza, Walter Pereira e Cristina Rocha, divididos em egos de palco e egos de plateia.

Neste livro são apresentados relatos de algumas sessões realizadas nos últimos tempos, trazendo um testemunho do momento atual, em que se inclui a aceitação tranquila, generosa e consciente da diversidade, tanto dos elementos da plateia como dos próprios coordenadores de cada ocasião.

Há um grupo razoável de frequentadores com presença assídua. Há outro grupo flutuante que comparece sem regularidade. E há as pessoas que vêm por curiosidade, por acaso. Claro que nem todos têm a mesma expectativa.

Mas é aí que se dá algo aparentemente "mágico": quando o trabalho começa a acontecer, quase todos se envolvem e surge o desejo de participar de alguma forma. Muitos se transformam e passam a ser de alguma maneira atores, seja no palco, seja na plateia. A participação emocional é cada vez mais intensa e, aos poucos (ou subitamente), as pessoas se igualam na busca de algo que não sabiam estar buscando: o pertencer, o estar junto, o falar com o outro até então distante. Pode-se "existir" livremente por algum tempo e ser alguém que é visto, com quem se pode falar e a quem se ouve.

Há muita coisa para repensar sobre a prática tão longa do psicodrama público. Não existe essa intenção no momento. O que gostaria aqui é de lembrar, de maneira sucinta, o mote inicial de nossa prática: ter presente sempre, por meio do trabalho realizado, a lembrança de que se pode caminhar na direção de se avizinhar da compreensão do que seria cidadania, sem deixar de ter a consciência de que ela pode ser limitada (ou até descartada) em função da organização de uma sociedade dita liberal (ou capitalista). Sabemos que as relações de mercado em nosso momento histórico são colocadas acima da cidadania. Assim, existe uma inversão: a cidadania deve ser o fim e a economia deve ser o meio, não o contrário. A inserção em alguma forma de trabalho é quase a única condição para ser aceito ou considerado. Isso leva facilmente à precariedade dos laços entre as pessoas, que são "classificadas" automaticamente quanto à sua "contratualidade" (isto é, o seu poder de influir na natureza de suas relações com os outros e com as instituições). Caminhar para a cidadania é caminhar para a liberdade e a igualdade de todos.

Mesmo em situações que pareçam "apenas" terapêuticas, é preciso lembrar (e não só no trabalho com grupos) que todas as questões estão de alguma forma ligadas ao social. Por exemplo um conflito conjugal visto dentro de um contexto maior (seja do grupo presente ou do grupo "interno" das pessoas) revelará sempre valores, preconceitos, conformismos etc. Veremos tudo ligado ao coletivo, mesmo quando ele parecer ausente. É importante (talvez a parte mais desalienadora do trabalho psi) não deixar esse aspecto de lado; seria uma tarefa incompleta, talvez até prejudicial.

Referências bibliográficas

CESARINO, A. C. "Psicodrama na rua". *Folha de S.Paulo*, São Paulo, 7 maio 2001a, Opinião.

______. "Psicodrama na rua". In: COSTA, Ronaldo Pamplona da (org.). *Um homem à frente de seu tempo: o psicodrama de Moreno no século XXI*. São Paulo: Ágora, 2001b, p. 205-9.

Apresentação – Era uma vez

Mariângela Pinto da Fonseca Wechsler e Regina Fourneaut Monteiro

É maravilhoso podermos realizar este sonho, um encontro mágico com as demandas sociais que pedem transformações, encabeçado pelas trajetórias singulares dos queridos e competentes psicodramatistas Marisa Greeb e Antonio Carlos Cesarino.

Era uma vez, há dez anos, o início de tudo, no Centro Cultural São Paulo (CCSP). A partir daí, surgiriam muitas histórias. Agradecemos especialmente à Divisão de Ação Cultural Educativa do CCSP, responsável direta pela parceria institucionalizada com o grupo de psicodramatistas que coordena esse projeto e transformou seus trabalhos em capítulos aqui apresentados; aos usuários que frequentam o espaço e se dispuseram a dar ricas contribuições a este livro; e aos psicodramatistas que implementaram projetos semelhantes em outros espaços públicos.

Mexendo e remexendo no baú das muitas histórias cocriadas, *o que* nos inspirou? *Como* estamos realizando tal façanha? *Para quê*, afinal? Os textos aqui apresentados nos trazem as respostas. A produção reflexiva baseada nas práticas pode ser pensada por intermédio desses vértices e sobre eles teceremos nossa apresentação. Mesmo que todos os artigos possam traduzir os objetivos, os caminhos para atingi-los e a finalidade dos psicodramas em espaços públicos, cocriamos os três grandes grupos de artigos pelo foco que eles iluminam.

Assim, partindo da pergunta "O que nos inspirou?", que permeia os objetivos do nosso trabalho em espaços públicos, surgiram os seguintes textos:

Em "Parece mágico. É que a vida é mágica: envolve, contagia e transforma", vê-se que do encontro brotam relações sem fronteiras e surgem os frutos colhidos, que são carinhosamente aqui relatados.

No capítulo "Em cena – Tempos de cuidar...", surgem os companheiros que constroem um novo olhar sobre a vida.

Já "Morte e tragédia pública – Sociodrama construtivista de desastres com EMDR" fala do sofrimento, da dor e do descuido público dos quais nascem feridas individuais e coletivas que clamam para ser tratadas.

"Psicodrama público – O trabalho nos dias de hoje" vai do estresse à mudança, do renascimento à criação.

"O que é psicodrama público? Reflexões sobre uma prática em Campinas e em Cuba" apresenta sincronicidades entre instituição e comunidade, entre congressistas e trabalhadores, além do papel corresponsável dos atores sociais envolvidos.

Em "O que me protege é também o que me faz sofrer" o acontecimento psicodramático e a reflexão sobre ele caminham juntos, tecendo ao mesmo tempo a dor individual e grupal e revelando que o aconchego em excesso gera feridas e sofrimento.

Até aqui, os textos circunscrevem os objetivos dos trabalhos em espaços públicos, pois oferecem uma possibilidade de terreno fértil para a saúde individual e coletiva, saindo da esfera do paradigma dominante que foca o individualismo e a separação das classes. Por outro lado, também proporcionam um espaço de resistência cultural que permite a convivência em oposição ao isolamento, tecendo uma corresponsabilidade entre todos os atores envolvidos.

Já para responder à pergunta "Como estamos realizando essa tarefa?" surgiram os seguintes textos:

Em "Preço e/ou apreço – Jornal vivo como dispositivo ou contradispositivo?" refletimos sobre a possibilidade de a metodologia socionômica ser um desencadeador de múltiplas ações e consciências sobre os conteúdos instituídos que nos atravessam: um caminho do micro – nosso cotidiano – ao macro – social.

"A dramaturgia no psicodrama" nos inspira para as ressonâncias diretor/coordenador/unidade funcional/plateia/ator/dramaturgo/teatro/dramaturgia, todos envolvidos no processo de cocriação, dando visibilidade ao caminho que ilumina cada passo.

"Um maestro cênico ou diretor de psicodrama público" foca a função do diretor como um regente de orquestra que abre possibilidades para todos os instrumentos presentificados.

Em "*Ítacas – Uma experiência psicodramática pelos espaços do Centro Cultural São Paulo*", flutuando pelos espaços, as cenas acontecem e desencadeiam a dramaturgia, nos contando da possibilidade da multiplicação do método.

"Preparo para a ação dramática – 'Aquecimento'" vai do jogo à criança, fazendo um resgate do brincar, do *Homo sapiens* ao *Homo ludens*.

Em "Etapa de comentários – O exercício do pensamento em *status nascendi*", a necessidade do pensamento crítico engendrado pelas reflexões sobre a prática ilumina o caminho do autor, complementando seu caminho, vivenciado no contexto dramático; seu enfoque integra ação e pensamento na contemporaneidade, saindo das prisões instituídas.

Esses capítulos nos contam sobre as possibilidades de a metodologia socionômica desencadear posturas desalienadas e desalienantes; da perspectiva dos diretores, ou da comunidade presente, compatível com os objetivos do projeto.

Por fim, quanto à pergunta "Para que, afinal, estamos produzindo psicodramas em espaços públicos?", nasceram os seguintes textos:

"A utopia moreniana no Centro Cultural São Paulo" fala da busca de transformações sociais como um *devir* da humanidade e dos atos socioterapêuticos que encarnam esse *devir* – homem sem fronteiras/transformador.

"O sociopsicodrama público como prática de liberdade" nos convoca a pensar sobre a definição do conceito de liberdade. Ele supõe limites na responsabilidade? Afinal, os espaços públicos não teriam, por excelência, a finalidade de garantir e proteger o discurso cocriado como possibilidade libertária, criando, assim, novas referências?

"A materialidade política do sonho" também aponta para a finalidade do nosso projeto, pois nos encaminha para a dimensão política que atravessa as ações instituídas.

"Segurança alimentar e sustentabilidade – Quem sobreviverá?" se ocupa do meio ambiente, do verde e do respeito à natureza, um celeiro a ser revisitado para uma nova sobrevivência, na qual os atores sociais possam se transformar em autores do processo.

"Tempo, sonho, trabalho e reencantamento – Temporalidades psicodramáticas para a contemporaneidade" aborda a possibilidade de novas experiências do tempo como uma finalidade que visa ao tempo criador; afinal, nossos trabalhos em espaços públicos não precisam do caráter de negatividade do tempo criativo?

Assim desenhamos a trajetória deste livro, esperando que o leitor possa acompanhar ativamente os objetivos aqui pontuados, os caminhos para alcançá-los, as finalidades do projeto tão caro a todos nós e, quem sabe, se aquecer para criar outros desdobramentos.

1. Parece mágico. É que a vida é mágica: envolve, contagia e transforma

Maria Alice Vassimon e Maria Célia Malaquias
Frequentadores (depoimentos): Agnaldo do Rosário, André de Souza Gomes, Diego Pereira, Eliza Suzuki, Elen Rita Bezerra Santos, Juliana Martins Soares, Kiochi Kasahami, Luiz Roberto Berestinas, Maria Aparecida Matos Silveira, Ricardo Florez, Ronaldo Rozato de Moura e Valter Machado

Recebemos com alegria o convite de Regina Fourneaut Monteiro e Mariângela Wechsler para escrever este capítulo. Nele, transcrevemos os depoimentos dos frequentadores mais assíduos dos psicodramas públicos que todo sábado, há dez anos, são realizados no Centro Cultural São Paulo. Consideramos os autores dos depoimentos os mais importantes do texto que segue.

Nós nos encontramos todos os sábados à tarde. Encontro agradável regado a sanduíches, sucos e musses. Gravamos depoimentos de todos e dizemos o que nos vem na alma, o que significa participar do sociodrama do Centro Cultural São Paulo.

Vivemos em São Paulo: cimento, agitação, pessoas com pressa, muita pressa. Pessoas que circulam sem olhar umas para as outras, fazendo-se invisíveis e deixando uma multidão ao seu redor tão invisível quanto elas mesmas.

Segundo Lucio Gomes Machado (2010), arquiteto, urbanista e professor da Faculdade de Arquitetura e Urbanismo da USP, "há um sentimento difuso sobre a inadequação de nossas cidades para uma vida digna. Os sintomas percebidos pelos diversos segmentos sociais variam da falta de segurança ao trânsito caótico, passando pelo sentimento de solidão no meio da multidão".

Elen Rita Bezerra Santos

Eu soube do psicodrama porque morava perto do Centro Cultural e tinha acabado de chegar na metrópole, vindo do sul do Brasil. Achei incrível a proposta do psicodrama porque eu tinha acabado de chegar naquele lugar enorme, com aqueles prédios enormes e aquele metrô. Ao mesmo tempo que eu tinha medo, gostava. Aquele espaço do psicodrama me fez sentir abraçada naquela nova metrópole, naquela nova situação. Conversei com alguns colegas e falei que uma música que descrevia São Paulo era Não existe amor em SP. *Cheguei ao psicodrama e vivi tudo aquilo que nunca tinha vivido em outras cidades nas quais morei, então digo o contrário. O grupo do psicodrama diz: existe amor em SP.*

A sessão de que mais gostei foi a minha primeira, que foi bem participativa: todo mundo (80% das pessoas) se colocou no lugar do personagem principal lá e tal. Achei aquilo muito legal porque eu passava, como todo mundo, por algumas questões, alguns problemas que achava que eram só meus, mas na verdade todo mundo que estava ali vivenciava aquele tipo de problema. Me senti incluída, que poderia modificar aquilo, que não era só eu.

A pressa está presente, correndo pelas ruas, todos indo e vindo de um lado para o outro sem respirar nem medir quanto a superexcitação se entranha no corpo, na cabeça, no coração. A multidão precisa se dar conta desse desespero, estancar. Poder recuperar o ritmo interno, respirar sem atropelos, olhar devagar para um lado, para o outro, reaprender a ser gente com mais saúde.

Valter Machado

Venho conhecendo o psicodrama desde 2004. Li na programação do Centro Cultural, achei a proposta interessante. Li um livro sobre o assunto, me identifiquei e a partir de então comecei a frequentar aos sábados. É uma experiência de vida com socialização, com colocações pessoais, enquanto também vemos as outras pessoas. Eu, pelo menos, consigo me ver, dentro de uma cidade com atualmente mais de15 milhões de pessoas, com uma pequena representatividade a partir desse cotidiano aos sábados, em que nos conhecemos. Acontece uma aproximação pelas dinâmicas que os profissionais colocam e pelos nossos momentos/relatos partilhados ali. Essa é uma das coisas que mais têm valor na minha visão. É uma possibilidade muito ampla de vermos e convivermos com as pessoas – inclusive nós mesmos – dentro da própria cidade. Com tanta impessoalidade, conseguimos ter ligações pessoais dentro de um espaço público. Pelo que me consta, é o primeiro e único lugar do mundo com esse tipo de atividade, e isso realmente é ímpar.

São muitas sessões, muitos dias, um pouco de cada, e isso faz um histórico na nossa caminhada, na nossa lembrança. Teve um dia em que me chamaram para fazer a esperança. Não que seja mais importante, mas esse dia para mim é uma referência. A gente sente uma responsabilidade, talvez, de assumir algo que não é nosso, algo humano. Achei isso importante, estar partilhando isso com as pessoas.

Pessoas que trabalham com o desenvolvimento humano precisam criar momentos, situações, circunstâncias que favoreçam a saúde das relações, a possibilidade de as pessoas se vincularem, de terem voz, de serem ouvidas. A possibilidade de recuperarem sua cidadania.

No artigo "Ambiência: espaços vivos que promovem saúde" (Flosi, 2010), o termo "ambiência" designa o espaço físico social, profissional e de relações interpessoais em sintonia com projetos voltados para a atenção acolhedora, resolutiva e humana. A ambiência é orientada por três eixos principais: o espaço que visa ao conforto, o espaço como facilitador do processo de trabalho e o espaço de encontro entre os sujeitos.

Juliana Martins Soares

Conheci o psicodrama por uma indicação do dr. Cesarino, um dos fundadores do psicodrama. Na primeira vez eu não entendi direito o que estava acontecendo. Eu fazia terapia tradicional, nunca tinha participado de um psicodrama. Não sei ao certo por quanto tempo participarei. Sei que me faz bem e depois que comecei a frequentar entendi por que o dr. Cesarino pediu para que eu participasse. Eu passei a ser muito espontânea. Antes, tinha dificuldade de me relacionar com as pessoas, e depois do psicodrama isso melhorou bastante. Eu tinha dificuldade de ser mais firme nas minhas decisões e não deixar as pessoas interferirem naquilo que eu quero. O psicodrama me ajudou muito nisso, nos meus relacionamentos familiares ou com outras pessoas. Me ajudou a ter as minhas opiniões, a ouvir os outros, a me relacionar melhor na sociedade.

São várias as cenas de que eu me lembro de pedaços. Teve uma que eu lembro bem: foi quando falei da morte do meu pai no psicodrama. Isso marcou para mim porque até então eu não conseguia ver o lado racional da morte. Faz uns dois anos e meio que isso foi feito, não me lembro quem dirigiu o psicodrama. Mas lembro que a partir dali comecei a aceitar melhor a perda do meu pai. Fora essa cena, outras também foram importantes, mas não existe uma cena específica, porque de cada uma fui tirando alguma coisa. Eu talvez tenha ensinado outras pessoas, não sei. Sei que aprendi muito ali no psicodrama e todo sábado que eu vou lá às vezes aprendo, às vezes não, mas sei que saio bem. É por isso que vou lá e também porque conheci pessoas que são minhas amigas até hoje, porque me convidaram para o "mesão". É isso.

O espaço físico no Centro Cultural São Paulo é amplo. Há, no subsolo, um palco central e uma plateia com várias cadeiras em torno dele.

O espaço humano no Centro Cultural é amplo. Quem quiser pode entrar, não precisa de crachá nem de nenhum título, basta querer vir e participar.

O espaço concreto em seu silêncio quase não existe. Sua presentificação nasce dos encontros, das vivências, das cores tingidas pela circulação de ideias, de emoções, de afetos.

Para esse encontro vem gente dos vários lados da cidade de São Paulo; do interior do estado, de outros estados e às vezes de outros países. Moças e rapazes jovens, homens e mulheres maduros, crianças trazidas pelos pais, pelos avós. Pessoas que não se conhecem, que nunca estiveram lá, pessoas que sempre participam.

As ruas, as praças são lugares de todos. Infelizmente usamos os espaços públicos para passar correndo, às vezes com medo ou tomados por objetivos mais importantes. Muitos são excluídos e acabam roubando pedaços do chão no silêncio da miséria.

No Centro Cultural, reaprendemos a usar os espaços públicos.

E, de repente, nesse local que acolhe, que inclui, que é livre, com a participação de um coordenador (o diretor do sociodrama), inicia-se a possibilidade de as pessoas olharem umas para as outras, saírem do anonimato, do estático, do invisível, e assumirem seu rosto.

Ronaldo Rozato de Moura

Frequento o psicodrama há aproximadamente quatro anos e ele lembra muito a caixa de Pandora: você não sabe o que vai sair de lá, sempre tem uma surpresa, e isso me entusiasma, me motiva a frequentar, principalmente porque o cotidiano é muito repetido e desgastante. Nesse espaço, eu me sinto à vontade, livre para criar, compartilhar. Existem momentos de descontração; outros nos quais nos entristecemos, ficamos de frente com a morte, falamos sobre nossos problemas. É um espaço muito interessante, e nele podemos ser autores, podemos agir. É por isso que eu continuo frequentando até hoje o psicodrama no Centro Cultural.

De que cena mais gostei? Essa pergunta é difícil de responder porque na maioria dos psicodramas de que participei vivi intensamente o que acontecia: sofri, chorei, chorei muito, muito, sorri, me maravilhei, então seria injusto eleger uma cena. Várias são muito especiais e prefiro que fiquem assim.

Sem grandes complicações, o coletivo vai se desempenhando. As histórias contadas levam a cenas, aos papéis representados. As vivências se multiplicam, a vida acontece nesse espaço que se torna propriedade de todos.

Maria Aparecida Matos Silveira (Cida Camargo)

Eu já havia feito psicodrama com uma pessoa muito famosa, o Vicente Araújo. Por sinal, ele suicidou-se. Gostei, mas não entendia muito bem naquela época. Era uma mistura: psicodrama, psicanálise... então, quando o Diego me convidou — porque nós fazemos outro grupo ótimo de mitologia grega e acho que eles todos também foram convidados —, eu vim e comecei a gostar, porque aquilo que eu tinha iniciado com o Vicente comecei a entender depois. O Laurindo também me deu uma dica. Ele disse: "O psicodrama é a vida". Você vê personagens aqui e ali, essa ideia foi muito boa e hoje eu faço isto: em todo lugar, posso fazer psicodrama. Aqui, no ônibus, até na minha casa. Achei muito legal e estou gostando bastante. Das pessoas, nem se fala.

[...] Então eu disse que como faz pouco tempo que participo não posso dizer qual cena me impressionou mais. O que fiz? Peguei um pedacinho de cada cena e montei um buquê. Como disse, não foi só de margaridas, foi de rosas, cravos, gardênias, hortênsias. Várias ideias passaram pela minha cabeça e formaram uma ideia geral. Não posso dizer que foi "essa" ideia, mas foram várias. O tempo não me deixou captar bem uma coisa só. Não sei se foi bom ou ruim.

Parece mágico. É que a vida é mágica.

Surgem situações no palco, as mais inusitadas, que brotam da construção do coletivo e possibilitam a cada um agir e se ver agir, afetar o outro e se deixar afetar por ele. É um instante em que viver vale a pena. O tema estimulante nasce e a cada gesto as cenas se organizam com ou sem aparente sentido, levando a novas expressões, novas percepções e novas formas de viver.

Sabemos muito bem que nem todos estão sempre abertos. Mas não dá para ficar alheio.

Ricardo Florez

Minhas cenas com o psicodrama começam em 1966-1967, quando conheço minha futura mulher, que fazia a formação em Psicodrama aqui em São Paulo — uma das pioneiras com Maria Alice e com o povo todo. Uma segunda cena, do ano 1974, por aí: eu trabalhando na Emurb e negociando na Prefeitura pela construção do Centro Cultural São Paulo, que, a princípio, seria uma biblioteca e não um centro cultural. Quando ela já estava sendo construída, o arquiteto teve um enfarte de maneira precoce e foi pra Beneficência Portuguesa, posicionando-se do outro lado do buraco. De lá, olhando o terreno, falou: "Aquilo não é uma biblioteca, é uma extensão da rua pública". Mudou o projeto, convenceu o secretário, conseguiu recursos. Viveu por mais alguns anos e construiu aquilo que a gente frequenta hoje. Terceira cena: mesmo vivendo com uma psicodramatista, que era "psi", e eu sou arquiteto, me dou conta de que posso fazer a formação num contexto socioeducativo (ou qualquer outro nome que possa ter, por mais louco que seja). Isso ocorreu há menos de dez anos, quando voltei para a faculdade e fiz a formação — outra cena que me remete ao psicodrama. E foi aí que, fazendo o curso e conhecendo Cesarino, ao longo de muitos anos, surgiu o convite dele para que os alunos participassem do lançamento da ideia do psicodrama no Centro Cultural. Fui o único aluno que foi a convite dele. Com essa cara, que não é cara de aluno. Os caras acharam que eu era algum "fodão" do psicodrama, sentado do lado do Cesarino, e eu não tinha nem feito a formação ainda.

Vi o povo lá discutindo o que poderia ser essa atividade, que agora a gente acompanha em grupo, há dez anos, no mesmo lugar. E, nesse lugar, tive algumas cenas importantes. Em relação à minha vida pessoal, levando meu neto lá sempre comigo, vi-o fazer amigos na rua em São Paulo, agressiva como aparenta ser na mídia, e alguns desses amigos continuam frequentando o local. Essa, para mim, foi uma cena muito forte do espaço. A segunda cena forte foi eu viver o pai do Ronaldo fora do psicodrama. Próximo ao psicodrama, mas fora do psicodrama; isso pra mim foi muito forte porque remete a esse contato pessoal com aquele espaço da cidade que é privilegiado. E nesse sentido eu já dirigi psicodrama lá também, tive o privilégio de poder dirigir, que não é o que gosto mais de fazer nem sei fazer tão bem, mas tive o privilégio de poder fazer isso e fiquei satisfeito, curti. Mas a decisão maior, a última cena que vou contar, foi com o Walter em cena, quando ele vira pra mim e diz: "Ah, Ricardão, entendi (nós dois em cena) no que a gente é diferente. Eu estou pouco me 'fodendo', não olho pra frente, não fico querendo resolver as coisas, e você fica querendo entender o que vai acontecer, o que vai fazer". Eu morando nos Jardins e ele morando na rua. Desculpe a franqueza, ele fala que não mora na rua, mora na calçada, porque na rua é só automóvel. Essa cena foi uma das coisas mais fantásticas para mim. Fora daquele espaço, isso não teria acontecido. E a última que vou contar: em função disso, o Walter vira pra mim e fala: "Está rolando aí um tema: essa movimentação toda do povo que está na rua". Para mim, está um pouco distante socialmente porque ocorre num lugar, eu leio no jornal de uma maneira um pouco distorcida, mas o Walter vai dando um pouco de direção e fala que vai ter uma reunião lá para discutir a internação compulsória, que é um evento que vai acontecer na semana que vem aqui em São Paulo, e eu falei: "Legal, vamos lá". Fui lá uma noite dessas e tive o privilégio de participar de uma reunião. O Walter acreditava que um psicodrama ia ser eficiente naquele ambiente; um pouco do convite era por causa disso. Cheguei lá e estávamos os dois sentados, eu vendo uma discussão maluca, gente drogada, gente não drogada, e eu assim: "Mas só tem jovem aqui". Para mim, foi uma surpresa. Era o único velho lá, só tinha mais dois, mas também mais novos que eu. Todos muito jovens. A energia que rola e a organiza-

ção – esse povo me manda e-mail a semana toda, dizendo o que vai fazer – são muito maiores do que na universidade. Foi uma cena que resulta em estar dentro do psicodrama naquele espaço do Centro Cultural, ou na minha vida, em estar com as pessoas que conheci lá e me marcaram muito.

A história de vida de Jacob Levy Moreno, criador do psicodrama, é sustentáculo para a criação e o desenvolvimento de sua teoria e prática e, sobretudo, para a compreensão de sua visão de ser humano. Moreno acredita que uma brincadeira de ser Deus, aos 4 anos e meio de idade, com um grupo de crianças, foi a experiência precursora da criação do psicodrama. Seus amigos fizeram o papel de anjos e Moreno, o de Deus, além dos papéis de autor e ator.

Mais tarde, na adolescência, interessou-se por teatro, filosofia e pelas crianças nos jardins de Viena, passando a contar e a encenar histórias. Como estudante de Psiquiatria, ainda em Viena, realizou um trabalho com prostitutas. Interessou-se por ajudá-las a se organizar como categoria na luta por seus direitos.

Trabalhou com refugiados de guerra. Mais tarde, nos Estados Unidos, atuou com grupos de prisioneiros e com grupos de moças, num reformatório feminino.

O primeiro ato psicodramático público ocorreu em 1º de abril de 1921 – dia dos loucos na Áustria e dia da mentira no Brasil. Era um período pós-guerra, o povo clamava por um rei. Moreno propôs como tema dramático a escolha do Rei da Áustria. Não foi escolhido nenhum rei, mas as bases para o sociodrama foram lançadas com essa experiência.

Tal trajetória viabilizou o desenvolvimento de sua concepção teórico-metodológica. Criou a socionomia, ciência para estudar os grupos sociais, a sociodinâmica, a sociometria e a sociatria, buscando compreender a estrutura, a formação, a organização e o tratamento dos grupos.

Moreno apresenta-nos uma nova visão de saúde ao considerar que, quanto maior o desempenho de papéis, maior o uso da criatividade-espontaneidade como indicadora de saúde.

André de Souza Gomes

Sou suspeito para falar do psicodrama porque participo dele há dez anos. É uma experiência muito boa porque eu fazia grupo de terapia no Hospital das Clínicas e, antes disso, fiquei sabendo que existia psicodrama em uma terapia de teste vocacional que fiz na Universidade Santo Amaro. Contei um problema à psicóloga e ela disse que faria psicodrama comigo. Foi assim que tive o primeiro contato com o psicodrama. Depois, quando eu vim ao Centro Cultural e conheci o psicodrama, foi uma coisa fantástica. Tenho problemas que ainda preciso superar. É uma terapia fantástica em que conheço as pessoas, me socializo, tenho aquela relação de troca. Nem sei explicar em palavras. Foi uma experiência muito boa na minha vida. Enquanto houver psicodrama no Centro Cultural, pretendo frequentar.

Uma cena que me marcou: me lembro de uma sessão que frequentei com a Cida Davoli na qual ela perguntou quem não tinha amigos e eu levantei a mão. Desse dia em diante, a gente começou a formar nosso famoso "mesão"; foi ali que percebi o valor de um amigo, de alguém por perto, de um colega, de uma pessoa amiga. Assim, comecei a fazer minhas amizades no psicodrama, estou até hoje, e me sentindo muito bem.

O psicodrama para mim é assim: tenho problemas de relacionamento social, tenho muita tendência a ser antissocial, tenho fobia social, tomo remédio. Então o psicodrama para mim é uma forma de me socializar melhor, viver melhor em sociedade. Aprendendo a me conhecer melhor e interagindo melhor em sociedade.

O psicodrama pressupõe uma clínica ampliada, que vai além dos consultórios. Propõe ir ao encontro das pessoas onde quer que elas estejam. No entanto, orienta-nos sobre a importância de demarcar os contextos onde a ação dramática acontece.

Eliza Suzuki

Fiz Educação, Pedagogia, e no lado pessoal/emocional por ter muitos problemas comecei a fazer terapia. Fiz várias sessões, até que encontrei o psicodrama. Conheci o dr. Ronaldo Pamplona, meu psicoterapeuta. Tive momentos muito difíceis, mas atualmente estou melhor. Diz ele que por causa do meu aneurisma, em 1998, acabou o meu problema de depressão e, depois, de ser superagitada. Parece que estou com mais equilíbrio, e o psicodrama foi uma terapia que me ajudou muito. Também estudei com a Stela Fava e com a Leila Kim, mas, até o momento, profissionalmente nunca fiz nada.

Não me lembro de nenhuma cena de maneira específica. Acredito que ao terminar o psicodrama a gente leva a aquisição de várias opiniões e vários sentimentos, e isso que é rico. Porque a sociedade em geral, como disse um colega, tem as convenções. Você pode dizer o que pensa, mas não o que sente. Assim, o psicodrama é integral e você consegue trabalhar. Essa é minha opinião.

Acho que levo do psicodrama a riqueza dos pensamentos e dos sentimentos das pessoas. Tem um participante daqui que, quando falava, eu jurava que era um estudante universitário, envolvido em passeatas, greves, e não! E a gente se surpreende mais, é a mesma pessoa e a gente gosta do mesmo jeito – eu particularmente gosto do mesmo jeito.

Luiz Roberto Berestinas

Quando comecei a frequentar o psicodrama, estava com problemas de relacionamento. Eu tinha três carros esportivos que reformei e não consegui vender. Estava com dor na bacia e não sabia a origem. Ao começar o psicodrama, tudo melhorou, em todos os aspectos, até no financeiro. Comecei a fazer mais negócios e minha espontaneidade começou a melhorar. Passei a me sentir melhor, minha vida mudou 300%.

Houve uma sessão muito expressiva da qual participei há cerca de dois anos com o Pedro Mascarenhas, um psiquiatra. Sua metodologia é assim: escolhe uma pessoa com um problema mais significativo e trabalha com ela. Na época, estava me incomodando muito o fato de eu ver um vestido de noiva, casamentos, e isso não passar pela minha cabeça. Mascarenhas trabalhou essa problemática de uma maneira tão boa que todas as coisas que estavam me atormentando já não me atormentam. Eu via um vestido de noiva, uma igreja e me sentia mal. Aquele foi um trabalho tão benfeito que foi como se tirasse um espinho; senti aquele alívio.

Tomei conhecimento do psicodrama em 1982. Na época, eu fazia terapia individual e psicodrama com o mesmo psicólogo, o dr. Jacob Pinheiro Goldberg; fiz uns cinco anos com ele. Na época, meus problemas eram mais profissionais: tinha uma fábrica com 50 funcionários, aquela demanda, grande esforço. Ele me ajudou muito, depois perdi o contato com terapia e fui refazer tudo isso há cinco anos. Estou gostando bastante, é uma coisa que melhora a espontaneidade, a criatividade, e o aspecto profissional melhora muito. Você cria em cima do trabalho, tem possibilidade de ganhar mais dinheiro porque fica mais criativo, mais espontâneo, mais prestativo.

Quem tem a oportunidade de fazer psicodrama, vale a pena, porque a gente melhora em todos os aspectos da vida. Parece que a pessoa trabalha os problemas dela e, do primeiro ano em diante, já começa a ajudar os outros. O psicodrama consegue, às vezes, até trabalhar com a nossa ajuda.

No Brasil, país marcado pelas desigualdades sociais, os psicodramatistas, imbricados com as consequências dessa realidade, que exclui e adoece as relações interpessoais e intergrupais, buscam em suas práticas, mediante diferentes métodos psicodramáticos e sociodramáticos, contribuir para o uso do potencial criativo, para resgatar o indivíduo espontâneo-criativo e, no âmbito coletivo, encontrar novas e melhores possibilidades de alterar a realidade por meio de ações coletivas, visando à comunidade no sentido de bem comum.

Diego Pereira

Conheci o psicodrama por volta de 2004. Eu era aluno de Psicologia e fui conhecer para ver a técnica. Naquela época, eu frequentava de vez em quando. Em 2009, tive uma crise emocional, fui para a minha terra, Poços de Caldas, e fiquei um tempo por lá, na esperança de voltar para São Paulo e retomar minhas atividades. Quando voltei, precisava refazer minha vida, meus relacionamentos, minha própria pessoa. Um dos lugares que elegi frequentar para trabalhar com isso foi o psicodrama. Faz um ano e meio que vou ao psicodrama e tenho vivenciado experiências muito gratificantes que têm me feito muito bem, inclusive no relacionamento social. No psicodrama, vemos que as pessoas pensam diferente de nós e que conseguimos aprender com elas. Muitas vezes, saímos com uma questão importante, que nos faz refletir. Outras vezes, saímos bem porque é revigorante, mais integrado, melhor. E os relacionamentos que vivemos lá dentro são muito importantes. Colocamos em prática um lado da nossa personalidade que normalmente temos dificuldade em usar: a criatividade. Temos de nos unir, unir o grupo que se conhece pouco e criar algo do nada. Essa é uma das coisas mais interessantes do psicodrama. Hoje estou muito bem graças ao psicodrama. Estou tendo boas relações, minha vida melhorou muito, continuo indo me divertir e, por que não, ainda estou usufruindo dos benefícios do psicodrama.

Tenho dois momentos que foram especiais e mexeram muito comigo. Um foi que, na minha infância, sofri um acidente no olho esquerdo e foi uma coisa pouco falada. Falei algumas vezes em terapia, mas poucas vezes eu socializei isso. Acho que foi uma cena emocionante, pra mim, quando consegui sociabilizar o acidente. A gente reviveu essa cena, foi muito emocionante; depois fiquei por uma semana ainda refletindo sobre aquilo, que foi muito importante pra mim. Parece que pude socializar um problema que tive e isso me deu mais tranquilidade. Outro momento que achei interessante foi o psicodrama com a Claudia e o André juntos. Foi quase uma ópera, porque encenávamos corporalmente, com todo mundo participando. Tinha um navio e foi uma coisa extraordinária, achei muito interessante.

Acho que pensei um pouco pelo lado terapêutico, mas também tem o lado sociopolítico do psicodrama que a gente sente. Parece que cada um de nós, que vai mais vezes, já vai preparado para assumir papéis em benefício do outro. Veem outras pessoas que nunca foram ao psicodrama, contam histórias e o grupo aqui já é meio que um grupo que se mobiliza rápido, já pega personagens daquela história e começa a confrontar a serviço. Acho que isso é muito legal, a gente já vai com essa vontade.

Então, a gente começa a se ajudar e já sente que pertence; a gente é meio que assim, como vocês usam o termo, os egos-auxiliares. Parece que a gente está ali e já saca também muitas vezes o psicodramatista.

Vejo também que a gente é meio um fermento que vai se propagando dia a dia. Sempre aparece gente nova e vamos jogando um pouco de nosso aprendizado ali, distribuindo entre as pessoas que vão fazer parte do psicodrama. Acho isso.

Essa perspectiva nos aponta para a inclusão social, tema recorrente na atualidade e, no entanto, de importante complexidade no seu exercício cotidiano. Incluir, integrar aquele que é igual no pensar, no jeito de ser, de expressar, na aparência, certamente não apresenta nenhuma dificuldade. Mas o não igual, o diferente, o plural, as pessoas pertencentes aos chamados grupos-alvo de preconceitos, de discriminação ainda carecem de instrumentos e políticas públicas esperadas de um Estado que se diz democrático.

Kiochi Kasahami

O psicodrama público, para mim, é um espaço para reflexão onde posso questionar tudo, inclusive eu mesmo, com o objetivo de me autoconhecer. Ir ao psicodrama público é como frequentar um parque público como o Ibirapuera. No parque, vou para dar ao meu corpo uma dose de liberdade, pois no dia a dia sou obrigado a usar roupas desconfortáveis, permanecer em espaços claustrofóbicos, respirar ar poluído. No psicodrama público, vou para dar uma dose de liberdade à minha mente num espaço livre dos preconceitos, conceitos e normas que sou obrigado a seguir em função de ser aceito na sociedade.

Também o fato de ser um espaço democrático e coletivo me dá a oportunidade de ter contato com os mais variados indivíduos, o que, normalmente, fora daquele espaço, seria impossível. Tal contato não se resume apenas a uma troca de gentilezas, mas a uma troca de ideias que permite meu eterno amadurecimento.

O psicodrama público muitas vezes se torna o sociodrama *público, onde eu, como cidadão, posso exercer meu direito de opinar sobre temas como a violência urbana. No sociodrama público, consigo, por meio da dramatização, ter uma visão ativa desses temas de vários pontos de vista, podendo interagir, opinar e vivê-los de forma ativa, enquanto a maneira de me relacionar com eles no dia a dia é restrita a uma forma passiva e alimentada por fontes restritas.*

Outro ponto importante para mim é o contato com diversos estudantes e profissionais da área, pois acho que essa é a forma de eu ajudar a diminuir as barreiras elitistas existentes entre o cidadão comum, seus diversos problemas, e os profissionais da área que muitas vezes parecem ter uma visão restrita da realidade.

No futuro, espero que a ideia do psicodrama público cresça, que surjam comunidades para discutir melhor as questões surgidas durante as dramatizações e workshops *com temas específicos como a fobia social.*

Descobri o psicodrama com a seguinte história: estava em uma consulta médica e o psicólogo usava a técnica do psicodrama. Quando saí do consultório, havia uma mensagem lá sobre o psicodrama público no Centro Cultural. Mas na época não dei muita bola. Pensei: "Pô, já faço terapia, para que vou lá?" Mas indiquei a um amigo. Esse amigo começou a elogiar. Por uns dois anos seguidos ele vinha e só elogiava. Na época, eu fazia outras coisas no sábado e não tinha oportunidade. Um dia, comecei a frequentar o Sesc da avenida Paulista e pensei: "Quer saber? A ginástica acaba às 10 horas, aproveito, vou lá dar uma olhada e vejo se realmente é bom". E fui. No primeiro dia, cheguei, e a minha primeira fase, para dizer a verdade, ainda era um vício do teatro: minha cabeça dizia que tinha de ter um roteiro, tudo pré-programado. O bom do psicodrama, talvez, seja que ele permite, pelo menos para mim, certa consciência de mim mesmo. Com o tempo, o que aconteceu? Comecei a perder o vício e ao invés de me preocupar com o conteúdo, comecei a deixar as coisas acontecerem. Elas começaram a acontecer, a formar uma imagem na minha mente, e de repente saía alguma coisa, eu dava uma ideia, contribuía com alguma sugestão, com a "peça". O meu orgulho interno ficou engraçado porque o pessoal começava a me agradecer e a dizer: "Gostei de sua ideia". Comecei a ter consciência de alguma coisa que não vou falar agora para não ficar muito longo (em outra rodada, entram mais detalhes). Com relação à cena, não tenho uma assim que me lembre agora. Lembro dos personagens que já fiz e que fazem parte da cena. Esses personagens refletem muito o que quis passar. Já fui o diabo e fui um cubano-mexicano que roubou a morte. Sempre gostei de personagens polêmicos, pois para mim era proibido falar disso fora. Como falei, o que me atraiu muito no psicodrama foi esse ambiente de poder trocar ideias sem ficar muito preso às convenções. Muitas vezes, do lado de fora estou preso. Se estou na minha família, estou preso a determinadas convenções. Se estou no serviço, estou preso a determinadas convenções. Não vou entrar em detalhes se isso é certo ou errado. É a coisa da vida. Em certas coisas eu não posso agir. Só que dentro do psicodrama tenho esse espaço. E, o mais importante, ele criou ambientes em que pessoas diferentes, de distintas classes sociais, diferentes pensamentos, contribuem e acabam enriquecendo. Então, por enquanto, obrigado.

Citando alguns casos curiosos, houve um momento em que foi feito um exercício para as pessoas assumirem uns personagens. Acho que a pessoa que estava comigo não entendeu bem o exercício. Só que eu tinha entendido que era para assumir um personagem e, em um determinado momento, cheguei para ela como personagem e falei: "Sou um exilado cubano, vim aqui participar dos Jogos Panamericanos e decidi ficar no Brasil, me exilar. Como estou sem dinheiro, resolvi te oferecer esses charutos cubanos. Estou sem dinheiro, estou precisando, sabe como é, né?" Dali a pouco, nem me lembro quem era o psicodramatista que falou: "Agora invertam os papéis". O cara falou: "Mas você não é cubano?" Eu disse: "Não, não sou cubano".

Ele falou: "Eu jurava que você era cubano de verdade". Foi um momento engraçado. Outra situação foi quando assumi o papel do diabo. Fui um diabo tão filho da..., tão cínico, espontâneo, que muita gente até elogiou, comentando: "Se o diabo não é assim, você chegou a ser o diabo". Nesse momento são esses dois casos de que me lembro durante o psicodrama.

O meu grande sonho no psicodrama, sem dúvida, foi o único momento que pude realizar que me vinguei dos meus terapeutas. Porque, depois de dez anos de terapia, muitos me enganando, não podia criticar. Eram deuses, "Olha quem sou, dou palestra, blá-blá-blá". E lá eu não podia criticar. Mas, quando eu cheguei no psicodrama, me deram esse espaço, podia falar mal dos terapeutas. E ainda com o apoio deles. Isso que gostei e ainda ganhava elogios por pichá-los. Talvez esse seja o ponto alto do psicodrama na minha vida. Falar mal pra me vingar daqueles que me roubaram dinheiro lá atrás. Obrigado.

Agnaldo do Rosário Costa

Falo do retrato na memória. Descobri o psicodrama em um anúncio no jornal sobre uma palestra na Eça de Queiroz. Fui aos poucos conseguindo me adaptar a tudo isso e até hoje ainda estou. Não sei se era eu que me excluía da sociedade, ou se é ela que me exclui. Isso não é o mais importante. Há uma passagem na Bíblia que diz que é preciso morrer para nascer de novo. Acho que é o que está acontecendo comigo.

É como dizer que nada é à toa, talvez seja de caso pensado. Lembro-me de uma história que aconteceu comigo. Estava trabalhando na peixaria, agoniado, e não sabia por quê. Hoje, posso até supor. Passou uma senhora, a peixaria era afundada num mercado. Ela me viu, voltou, me deu um terço pequeno e falou que Deus tinha uma obra na minha vida. Sempre acreditei em Deus. Peguei o terço, guardei e continuei. Hoje, vejo que ela tinha razão. Estava vindo aqui com o Diego, com o André e comentei como a gente foi parar no psicodrama. Disse que fui para lá porque era a hora de eu chegar lá. Nada é por acaso.

Psicodrama é para quem quiser entender; no psicodrama, era para ler Franz Kafka. Li A metamorfose *e vi o Gregory. Imagina o Gregory lendo o livro que vocês pretendem escrever.*

Vemos, em Moreno, desde a juventude, uma preocupação com diferentes grupos, entre eles os de excluídos. Deixou-nos um legado ideológico e prático que aponta para o papel do psicodramatista como agente de mudança social. É um campo vasto e promissor, mas cada psicodramatista deve fazer a seguinte reflexão: a serviço de quem e de quê está a sua prática?

A experiência com psicodrama público no Centro Cultural São Paulo todas as manhãs de sábado, desde 2003, tem sido uma oportunidade de exercitar a utopia moreniana de tratar toda a humanidade. Cenas do cotidiano das relações são colocadas nos palcos por diferentes sujeitos, variados grupos, vindos de regiões diversas da cidade de São Paulo e da grande São Paulo, autores e atores que desabrocham e se colocam a serviço do pequeno e do grande grupo. Buscam coletivamente novas respostas para os mesmos problemas humanos, dos quais todos fazemos parte. Nesse contexto de cocriação, o fazer terapêutico é mobilizado pela força grupal.

Certamente, como comunidade, buscamos uma nova história de relações, ao tentarmos novas formas de ser e de estar nesse grupo.

Quando pessoas em grupo se reconstroem, ainda que em cenas *flashes* da vida, saem da experiência predispostas a repetir esses encontros. A família se beneficia; os consultórios, em geral protegidos, abrem suas portas. O dia a dia penetra mais na nossa vida e acabamos tomando contato com o que acontece ali na rua, no quarteirão, na cidade. Um contato não pasteurizado, como nos impõem os meios de comunicação.

Escrever este artigo a muitas mãos nos colocou num espaço de criação semelhante àquele que, desejamos, possa existir cada vez mais entre as pessoas.

Tudo que foi dito nos pareceu fundamental.

Costurar o texto ora com fios de surpresa ora com alinhavos de coerência absoluta nos deu enorme prazer.

A ciência, filha da razão, se embebida no viver, traz uma realidade vasta, includente, marcada pela integração.

Referências bibliográficas

Flosi, C. "Ambiência: espaços vivos que promovem saúde". *Cadernos de Cidadania – Urbanização e Saúde,* n. 1, abr. 2010. Disponível em: <http://www.sescsp.org.br/online/artigo/6454_AMBIENCIA+ESPACOS+VIVOS+QUE+PROMOVEM+SAUDE#/tagcloud=lista>. Acesso em: 14 mar. 2013.

Machado, L. G. "A cidade como local de cultura". *Revista "e"*, n. 11, ano 16, maio 2010.

Marineau, R. F. *Jacob Levy Moreno, 1889-1974 – Pai do psicodrama, da sociometria e da psicoterapia de grupo.* São Paulo: Ágora, 2008.

Moreno, J. L. *Psicoterapia de grupo e psicodrama: introdução à teoria e práxis*. São Paulo: Mestre Jou, 1974.

______. *Psicodrama*. São Paulo: Cultrix, 1975.

Romesin, U. M.; Yanes, X. D. *Habitar humano em seis ensaios de biologia cultural*. São Paulo: Palas Athena, 2009.

2. Em cena – Tempos de cuidar...

Marília J. Marino

Abrindo as cortinas

Agradeço a oportunidade para, com parceiros admiráveis, participar do esforço de reunir algumas de nossas experiências e refletir sobre elas, dando continuidade a um movimento em que nos vemos fazendo história, sistematizando nosso fazer e expressando a vocação maior do sociopsicodramatista: a corresponsabilidade sociopolítica que ao mesmo tempo contempla a *singularidade* de cada pessoa e a *condição humana* de *todos nós* como *ser* (verbo) em relação.

Somos convidados a ver a condição humana tecida em redes de *socii* (companheiros), na pessoalidade/impessoalidade, nos encontros/desencontros da existência, sempre nessa coexistência que se expressa no *palco social* por meio de papéis em complementaridade (Marino, 2002a). Aí somos atores, herdando/construindo personagens, e no *palco sociopsicodramático* podemos jogar luz sobre eles, recriando-nos. Possibilidade de resgatar nossa espontaneidade-criatividade, assumirmo-nos como autores dos enredos de que fazemos parte, experienciar a vida *em cenas-situação* e, ao nos voltarmos para elas, reconstruí-las, como protagonistas, egos-auxiliares, diretores, plateia – dimensões da nossa subjetividade/intersubjetividade em tantos "palcos" possíveis.

O termo "vocação", do latim *vocare* (chamar), nos apresenta as questões: *a que* nos chamamos? O *que* ou *quem* chama em nós? Responder ao desafio proposto de colocar em evidência o psicodrama em espaços públicos possibilitou um encontro com minha caminhada voltada para contratos socioeducacionais – portanto tendo presente a questão da educação formal e não formal como figura e a saúde pessoal-relacional como fundo.

O compromisso com a cocriação, isto é, a corresponsabilidade, marca nosso olhar que vê a vida desdobrando-se em cenas-situação e as pessoas como "ser em relação", expressando-se com as marcas de um contexto sócio-histórico em que estamos todos mergulhados. O que surge como psicodrama em espaços públicos neste filme? Como o *vocare* se mostra? Vislumbramos ações sociopsicodramáticas interventivas (de natureza sociodinâmica ou sociátrica) que se dão prioritariamente na forma de um ato (com começo, meio e fim) ou de alguns atos contratados previamente, tematizados ou não, cuja marca principal é a de serem abertos à participação da população. Que população? Acontecendo em espaços "abertos", como praças, ou "cobertos", em prédios de associações, escolas, centros diversos, diferentes organizações, levamos conosco a rede sociométrica e precisamos estar sensíveis à rede da população que conseguimos mobilizar. Assim, entramos com o espírito público da responsabilidade cidadã.

A experiência inaugural na direção de um psicodrama público, para mim e muitos colegas do movimento psicodramático, deu-se com a participação no evento Psicodrama Público: Cidadania e Ética, realizado simultaneamente em vários locais da cidade de São Paulo em 21 de março de 2001 (Marino, 2002b). Essa experiência, marcante para todos nós, desencadeou a conquista do espaço do Centro Cultural São Paulo para nossos psicodramas públicos semanais e ajudou a sistematizar nossos congressos: o Comunidade em Cena, com ações na cidade onde o congresso tinha lugar, como o evento do próprio congresso, a partir de 2004, em Belo Horizonte; o que se desdobrou dele, o Universidade em Cena, no congresso de Recife, já um primeiro ensaio para um trabalho processual que antecedia o evento; e, mais recentemente, o Em Cena, como ciclo de nossos congressos processuais (2010, em Águas de Lindoia, do qual fui coordenadora, e o vivido em Brasília, em 2012).

Constata-se o que foi – e é – uma chama a nos aquecer em nossa vocação como socionomistas: a direção das seguintes perguntas e suas respectivas respostas: por que psicodrama em espaço público? Porque é preciso ir onde o povo está, sair de nossa zona de conforto dos trabalhos rotineiros que servem somente a algumas camadas sociais; assim, abrirmo-nos com uma cidadania ampliada. Para quê? Para caminharmos rumo à utopia moreniana, voltando-nos para o "proletariado socioemocional" que atravessa diferentes condições sociais. Exercer nossa corresponsabilidade cidadã. Outras experiências levam-me às praças.

A primeira foi a Praça do Teatro em Quito, Equador, em 30 de abril de 2009, onde se deu a abertura do VII Congresso Ibero-Americano, marcada por trabalhos realizados no Centro Histórico. Visando viver e pensar a educação que acontece para além dos muros da escola (Gohn, 2010), inicialmente contávamos com participantes do congresso, mas já no aquecimento frequentadores da praça, como donas de casa, passantes e trabalhadores informais, foram se agregando. A cena de um deles, baseada em uma primeira produção em pequenos grupos, torna-se o foco de investigação e de trabalho. Nosso trabalhador informal queria falar com o presidente e, a partir daí, toda uma rede de suporte se constitui, com os participantes resgatando a associação que reúne os trabalhadores informais (que de fato existe). Ponto alto, o protagonista troca de papel com o presidente; a percepção se alarga e, no retorno ao seu papel, há o encontro das palavras que remetem a uma negociação! Utopia não como o que não tem lugar, mas como caminhada em direção à "topia" – o que, partindo de nossos sonhos, tornados projetos, pode começar a ter lugar. Com os agradecimentos do protagonista, vem o resgate de vários participantes dispostos a revitalizar a associação.

A segunda, a Praça Buenos Aires, em Higienópolis, São Paulo. Uma ação que integrou o ciclo Em Cena simultâneo, realizado durante o 17º Congresso Brasileiro de Psicodrama e o 1º Encontro Latino-Americano de Psicoterapia de Grupo e Processos Grupais. No dia 8 de maio de 2010, nossa aula do curso de formação em Psicodrama do convênio SOPSP-PUC-SP foi na praça. A chamada foi "Tempos de cuidar da mãe Terra e das pessoas", aos pés da linda escultura "Homenagem à Mãe".

Esse é o Em Cena que pretendemos compartilhar aqui, apontando que no CD "Em cena" de 2010, entregue à Febrap, estão os trabalhos realizados no Brasil e no exterior que merecem ser conhecidos e desdobrados em apresentações em congressos de nosso papel âncora (Marino, 2012).

Tempos de cuidar da mãe Terra e das pessoas[1]

Do plano de trabalho preparado em conjunto com a equipe, destacamos os objetivos e temas previstos.

- Objetivo geral: possibilitar vivência e reflexão do "tempo para o tempo", focando o cuidado consigo mesmo, com o outro e com o planeta e tendo em vista homenagear as mães, símbolo do cuidar.
- Objetivos específicos: entrar em contato com a experiência da passagem do tempo e suas vicissitudes na contemporaneidade; experienciar o dar-se tempo para cuidar de si, do outro, da mãe Terra, do planeta; abrir possibilidades criativas para lidar com o tempo; reconhecer na simbologia da mãe o relacionar-se e o cuidar; participar do Em Cena simultâneo, oportunidade de sintonizar corações e mentes para uma ação transformadora, pessoal-social; e divulgar o congresso.

Os temas abordaram a percepção do tempo na contemporaneidade, a vida como valor maior, o agradecer, a simbologia do cuidar na figura da mãe, os filhos cuidadores: mãe Terra e planeta, o tempo vivido (*kairós*) e o tempo do relógio (*kronos*).

1. Agradecemos à equipe de egos-auxiliares – Eduardo de C. Humes, Letícia A. Garcia, Robson Cupertino de Lima, Rosymeire Almança C. Miguel e Rogério Cortes – e aos registradores – Flávio Datner (filmagem em DVD) e Pedro Mascarenhas (fotografia).

Descrição do trabalho

Com os riscos de qualquer espaço aberto, o trabalho foi finalizado sob chuva e concluído com um menor número de participantes (eram previstos por volta de 40), mas entusiasmados até o final, como atesta a filmagem em DVD. O aquecimento da direção e da equipe começou duas semanas antes, demandando contatos institucionais com a coordenação da Praça Buenos Aires e o encaminhamento da documentação para obter autorização na Secretaria do Meio Ambiente. Foi necessário também o contato com o setor de eventos da PUC-SP para viabilizar infraestrutura de apoio e alternativa de espaço caso o dia amanhecesse chuvoso, o que não ocorreu. A previsão de chuva estava posta, mas até o momento da decisão sobre o local tínhamos "céu de brigadeiro". Corremos o risco, e a perspectiva da relação com "o tempo da natureza" apresentou o cuidado com a "mãe Terra", envolvendo a atenção com as contingências que afetam a condição humana.

Na praça, não tínhamos acesso à eletricidade; assim, um moderno megafone foi providenciado, ampliando voz e som musical com suas poderosas pilhas. Saímos – alunos, professores, convidados – do pátio onde ocorria nosso curso de formação e nos dirigimos "ao espaço público aberto". No caminho, *folders* anunciando o evento e convidando transeuntes e frequentadores do espaço eram distribuídos.

Aquecimento

A estátua da mãe com o filho nos braços em atitude amorosa impunha-se solene sob o fundo verde da paisagem. Aos seus pés, círculos em vários níveis que se ampliam em largura, convidando à aproximação. No nível do solo, bancos espalhados abrigavam frequentadores do parque: famílias com crianças, idosos, cadeirantes, homens e mulheres. Chegamos! Megafone em punho, com uma música que se irmanava ao ambiente (pássaros, água correndo, suavidades), a direção dirigia-se aos participantes: "Tempo para o tempo... convidamos a todos para que, com nosso trabalho, possamos vivenciar e pensar nossa relação com o tempo".

Era véspera do Dia das Mães e a estátua falava com o nosso coração: "Sejam todos bem-vindos ao nosso sociodrama público!" Falamos do congresso, do Em Cena simultâneo e do psicodrama (o ato de colocar nosso mundo interno em ação, de expressar o que sentimos e abrir outras formas de olhar para o que nos acontece).

Apresentada a equipe, iniciamos apontando para a bela estátua: "De que ela nos fala?" Chegam as respostas: *amor, cuidado, materno, ternura, afeto, gostoso, figura da mãe, mãe terra, nave mãe, planeta Terra* etc.

Depois, a questão do tempo foi abordada: "De que nos fala 'tempo para o tempo'?" Os participantes verbalizavam: *urbano, as mães não têm mais tempo, dar tempo ao tempo, ansiedade, correria, futuro, pressa, qualidade de vida, saúde, vida, sentir, aproveitar, querer agora* etc.

Realizamos um mapeamento sociométrico: professores de um lado, alunos de outro e frequentadores da praça. Empenhamo-nos em aproximar os frequentadores que estavam nos bancos, incentivando a interação, o aproximar! Retomamos as últimas palavras que surgiram sobre o tempo, focando-o como clima e outra perspectiva, a dos ritmos existenciais – o tempo do relógio, *kronos*, e com ele a medida e o considerar a vida coletiva e o tempo vivido da nossa subjetividade, e o tempo interno, *kairós*. Como articular as perspectivas? Desafio para um trabalho que é feito junto! Os atores do sociodrama (foco coletivo) somos nós, com nossas histórias. Retomamos a música (imagens) com a qual eles foram recebidos em harmonia com a natureza e lançamos o convite para nos expressarmos corporalmente, vivenciar esse ritmo. Articular corpo, cabeça e coração como atores no palco da vida. Lembramos Moreno e seus trabalhos nas praças de Viena.

Outros tantos ritmos foram experienciados com as músicas *Mamma mia, Cavalgada das Valquírias, Tambores de Minas, Um americano em Paris* e *Oração ao tempo*, até retornar mais uma vez à primeira. Marcando a passagem entre uma e outra, havia o "congelar" da direção, que assinalava a entrada em contato consigo, o se perceber. As imagens que se formam a cada vez são tocantes. O trabalho vai atingindo todas as idades.

Solicitamos que, com base no vivido com os diferentes ritmos, verbalizassem "tempo para o tempo de...", e surgiu: *cuidar, amar, concertar, entender, reflexão, recomeçar, sentir, respeitar, viver, se entregar, ter tempo para a gente mesmo, olhar para o outro, divagar e devagar, dividir, ser feliz, tempo que se foi, não volta mais o tempo que se foi, esperar, para tudo há um tempo, inventar, conscientizar, salvar, criar, parar, viver! Tempo, oh, tempo!* Depois de anotar tudo no *flip chart*, mobilizamos os participantes para se reconhecerem num dos tempos: o do presente, do passado ou do futuro, conforme suas palavras partissem das experiências com o que foi, com o que está sendo, com o que virá. Focar o fio da história de vida, deixar vir cenas do cotidiano, com o que está chegando, experiências mais fáceis, felizes, ou mais difíceis. Congelar num momento, visualizar a cena como num *pause* em relação ao filme; um momento para compartilhar.

Delimitamos os espaços conforme as experiências se alinhavam "com o sido, o que foi, passado; com o sendo, o que é agora, presente; e o que virá a ser, futuro".

Passando pelos grupos, constatamos o envolvimento de todos. No grupo do presente estavam um pai e seus dois filhos pequenos (ao lado, seu berimbau), e captamos: "Agora importa curtir a presença dos filhos" – as crianças acompanhavam atentas; no grupo do passado, um fragmento "veio à cena, agora já é passado"; no do futuro, palavras: "Esperança, perspectivas".

Pedimos que, com base no compartilhado, construíssem uma cena, uma expressão coletiva. Recursos foram deixados aos pés da estátua: tecidos coloridos de várias tessituras, cordas de diferentes larguras e comprimentos, lãs. Os grupos buscavam os adereços para se apresentar quando... começou a chuva! Fraquinha no início, foi apertando depois. Pessoas deixaram o trabalho, mas um grupo de 15 pessoas se manteve com representantes dos três grupos, e deslocamos "o palco" para o abrigo das árvores próximas.

Dramatização

Cena 1: *O presente*. Ao som do berimbau, as pessoas se deslocam harmoniosamente e se entreolham (agora os adereços de tecidos são abrigos). Solicitamos que congelem e digam palavras que marcam sua experiência: *feliz, emoção, maravilha, alegria, viver a emoção, interação, troca, reflexão, amar é estar junto*. Algumas já vieram da plateia empolgadas. Pedimos um movimento único e todos, mãos para cima, dançam juntos! Nome da cena: *Agora, presente!*

Cena 2: *O passado*. Imagens desenham-se no ar. Falam de recolhimento/expansão. Algumas pessoas portam guarda-chuvas (agora também um elemento simbólico). As palavras: *saudades (repetida), contemplação, arrependimento, aconchego*. Perguntamos à plateia o que passam para nós: *chama reflexão*. O que podemos dizer a eles? A plateia: *viva o momento, viemos de vocês, aprendizado, livrem-se dos medos, história de vida!* Nome da cena: *O passado é agora!*

Cena 3: *O futuro*. No restrito espaço que temos, o grupo caminha, todos atados a uma corda. Um "feitor" os ameaça com um "chicote": "queremos dinheiro". O grupo se rebela e consegue se soltar da corda-prisão. Expressões de alívio tomam os rostos. A direção pede que se aproximem e venham se abrigar, mais próximos, e pergunta, entre o planejado e o vivido, que palavras vêm. *Libertação, ruptura, transformação!* As palavras que a plateia dirige a eles: *liberdade, experiência, esperança, riquezas humanas!* Da direção: *quebrando a escravidão de* kronos, *buscar a libertação, leveza!*

Compartilhar

Chovia torrencialmente e precisávamo-nos despedir! Algumas considerações foram feitas apontando a fragilidade da condição humana, a força da mãe natureza e a beleza da estátua onde começamos o trabalho. Referência para acolhermos a mãe em nós, a mãe natureza, a mãe Terra e também o filho em nós, que busca e pede proteção! Abraçamo-nos em roda e vibramos juntos pelo planeta com as palavras: *paz, amor, solidariedade, união, fraternidade, harmonia, coração de mãe, colo, libertação, alegria, desprendimento, desapego, banho quente, cafezinho*! Frase final de todos: *Acreditar no futuro! O tempo é agora!* Alguns participantes aventuram-se na chuva e fazem uma ciranda em torno da estátua!

Reflexões

Os temas projetados no plano de trabalho focando a relação com o tempo foram abordados e, pela força do espaço físico convergindo para a monumental estátua em homenagem às mães, o tema do cuidado em vários planos se fez presente. Ressignificar o passado, viver o presente e abrir-se com confiança ao futuro foram temas recorrentes, além da experiência do coconstruir e cocriar concretizada. Uma celebração da vida!

Apesar do abreviamento da ação dramática, as cenas trazidas marcam atitudes reflexivas: no "Agora, presente!" (Cena 1), "O passado é agora!" (Cena 2) e "Libertação" – nome que poderia ser atribuído à Cena 3, bem como a frase final que encerrou o trabalho: "Acreditar no futuro! O tempo é agora!" Movimentos existenciais que firmam valores significativos em direção à saúde, à vida plena!

O projetado inicialmente era formarmos os grupos para troca das cenas pela similaridade das palavras diante do "é tempo de...". A ideia de focar presente, passado e futuro como critério sociométrico de agrupamento surgiu diante do emergente; as nuanças eram pouco representativas. Foi uma aprendizagem importante para a construção e o desenvolvimento do papel de psicodramatista, uma vez que a equipe era composta por alunos em formação. A espontaneidade-criatividade, permeando as relações da direção e do grupo, reafirma a importância de estar aberto ao momento e readaptar roteiros focando o mais significativo! Articular *kronos* (como o estabelecido do mundo compartilhado) e *kairós* (como o emergente vinculado ao mundo intersubjetivo de sentidos, coconstruídos no momento).

O sociodrama como método escolhido foi promissor e favoreceu focar o coletivo, possibilitando subjetivação e reconstrução de significados partilhados. Com a chuva, não pudemos trabalhar mais densamente as cenas, mas a palavra-síntese pedida aos participantes das cenas e à plateia teve força de solilóquio, marcando o movimento reflexivo. Os recursos cênicos não puderam, no geral, ganhar destaque (além de proteção pela chuva), mas a corda utilizada na Cena 3 foi um objeto intermediário significativo. As músicas que marcaram o início do trabalho, trazendo os vários ritmos e aludindo a muitos modos de dançarmos o tempo, também contribuíram para pensarmos juntos a relação com o tempo. De modo geral, todas as propostas favoreceram o caminhar em direção a essa reflexão.

Destacamos o conceito de espontaneidade-criatividade como eixo teórico-articulador – o abrir-se a novas possibilidades de ser na vida, na direção, no desempenho como ego-auxiliar e no estar junto e compartilhar. Compartilhar – como poder ser trazido baseado no que toca o seu viver – permeou o trabalho como um todo. Nas palavras-chave pronunciadas no aquecimento, ao resgatar o vivido na cena e nas despedidas, o compartilhar foi experienciado.

Mesmo com o trabalho dramático abreviado e com um breve compartilhar ainda no palco que se estendeu para todo o planeta, possibilitamos vivência e reflexão sobre nossa relação com o tempo nas dimensões de passado, presente e futuro, potencializando a vida e os cuidados consigo, com o outro, com os grupos, com o planeta Terra. Assumimos nossa dimensão de maternagem e paternagem, de cuidadores, articulando *kronos* e *kairós* no planejamento e no desenvolvimento do trabalho.

Ficou o aprendizado do caminho a ser percorrido para o trabalho em espaços públicos com a devida autorização, mas também o desafio de ousar "tomar as praças". Ficou a resolução de viver mais experiências similares em praças da periferia e dar continuidade à equipe que se formou com a direção que pela primeira vez atuou em espaço público aberto no Brasil. A dificuldade maior encontrada foi a chuva, que é também uma bênção dos céus, simbolicamente para lavar as tensões, renovar, fazer-nos húmus da terra que possibilita o fertilizar!

O trabalho foi ganhando um clima de celebração e, para todos nós da equipe, ficou a alegria de, apesar do "molhado", partilharmos momentos de firmação de potência, de aliança com a vida!

Ao sair de cena, a perspectiva que fica é a de que esses psicodramas em espaços públicos e os nossos Em Cena não sejam só "ondas", mas o lugar em que cada um de nós "oceana", como a canção de Djavan. É uma possibilidade de revigorarmos nosso espírito público, nossa corresponsabilidade cidadã. São espaços de revitalização em que nos banhamos nas *águas da cidadania* e encontramos nosso lugar como socionomistas: "ser-vir", compreendido como caminho, ponte, passagem, para o "vir-a-ser" de novas possibilidades para a condição humana. Nesse caminho, estamos abertos a transformações – vocação do sociopsicodramatista em seu chamado para a espontaneidade-criatividade.

Referências bibliográficas

GOHN, M. da G. *Educação não formal e o educador social.* São Paulo: Cortez, 2010.

MARINO, M. J. *Vir a ser psicodramatista – Um caminho de singularização em coexistência.* (Tese). Doutorado em Psicologia Clínica, Pontifícia Universidade Católica de São Paulo, São Paulo (SP), 2002a.

______. "*Ética, cidadania e educação* – Um trabalho sociodramático". In: *A ética nos grupos – Contribuição do psicodrama*. São Paulo: Ágora, 2002b.

______. "Pedagogia social a serviço da juventude – Investigação sociodramática em um ato". In: *Anais do IV Congresso Internacional de Pedagogia Social*. Realizado de 25 a 27 de julho de 2012 em Campinas (Unicamp e Unisal) e São Paulo (USP, Mackenzie e PUC-SP). Disponível em: <http://www.proceedings.scielo.br/pdf/cips/n4v2/11.pdf>. Acesso em: 31 jul. 2013.

MORENO, J. L. *Psicodrama.* São Paulo: Cultrix, 1975.

3. Morte e tragédia pública – Sociodrama construtivista de desastres com EMDR

Ana Maria Fonseca Zampieri

> "[...] no jogo trágico está a autorrepresentação do jogo cósmico do ser [...]"
> (Nietzsche, 1975, p. 71)

Uma luta constante entre vida e morte em situações complexas muitas vezes traz assombrosas experiências internas, difíceis de expressar com palavras. Como descrever a história de um pai que, enquanto segurava dois de seus filhos pequenos nos braços, viu um deles ser levado por uma correnteza num desastre natural em Santa Catarina, em 2008? "[...] a lama descia e levava pessoas, animais, carros, bonecas, lixo, tudo misturado [...]. Eu jamais imaginei que isso poderia acontecer desse jeito! E a gente fica fraco, impotente e culpado! Não fui capaz de salvar o meu pequeno [...]", relatou o pai.

Desastres naturais e provocados pelo homem podem gerar traumas de choque, em virtude da ameaça repentina que sobrecarrega o sistema nervoso e coloca o ser humano abruptamente diante da mortalidade. Fatos traumatogênicos e complexos como esses desastres provocam sentimentos dramáticos de raiva, impotência, medo, solidariedade, perda da fé em Deus, depressões, desesperanças, desejos de vingança, ideias suicidas, entre outros.

> [...] a felicidade deita-se aos pés da infelicidade [...] (Morin, 1997, p. 23)

O século XXI vem passando por acontecimentos que minam a ideia de salvação da Terra. O progresso é automaticamente garantido pela evolução histórica, ou precisa ser regenerado sem cessar? Se o devir está problematizado, estamos numa aventura incerta no viver, que tem em seu escopo a religião, a biologia, a política, a sociologia, a ética e o cosmos. Uma aventura de talvez 15 milhões de anos na qual a vida pode ser banalizada e o real não é tão sólido como acreditamos. O individualismo está longe de nos trazer a paz interior em virtude da solidão angustiante que produz. Precisamos, então, de autoética para estar em grupo em espaços públicos. Uma ética da compreensão e da fraternidade que aceita o ser humano como instável, no qual reside a possibilidade do melhor e do pior.

Em 2011, nós, profissionais da Associação Brasileira de Programas de Ajuda Humanitária Psicológica (Abrapahp), estivemos em Nova Friburgo (RJ), onde um desastre natural matou ricos e pobres. O Brasil, chocado, discutiu cuidados e soluções para os enlutados e os desabrigados. Todavia, em março de 2013, a mesma região serrana do Rio de Janeiro, principalmente Petrópolis, agonizante, chorou a morte de seus filhos, levados pela chuva e pela lama: um desastre anunciado!

> [...] em 27 de janeiro de 2013, perdemos nossos filhos, como no holocausto, numa câmara de gás [...] (Pai enlutado de Santa Maria, 2013)

Em janeiro de 2013, 241 jovens morreram na boate Kiss, em Santa Maria (RS), em decorrência de um incêndio. Nova vítima faleceu em maio desse mesmo ano. Como oferecer apoio emocional às famílias enlutadas e lesadas, inclusive, pela negligência de nossos poderes públicos? Hoje, a Abrapahp congrega 380 profissionais psicoterapeutas que atenderam, desde 2008, 8.180 pessoas, majoritariamente em grupos. Propomos o método "Sociodrama Construtivista de Desastres com EMDR", que pretende atender pessoas *a priori* saudáveis, sobreviventes de entornos disruptivos e traumatogênicos em catástrofes naturais provocados pelo homem. Objetivamos a prevenção primária em saúde mental e a minimização do sofrimento das pessoas lesadas.

> [...] o trágico sobrevive como fruto de um conflito insustentável, que leva o homem a uma busca permanente da verdade e de seu próprio caminho. Na medida em que o homem se aproxima da verdade, aproxima-se também de sua própria morte! (Benyakar, 2005, p. 47)

Diante de determinado acontecimento no qual convivem cotas de necessidade e de azar, diz o dr. Benyakar (2005), pergunta-se quem são os responsáveis pelos desastres, numa expectativa causal de obter explicações que poderiam apaziguar as incertezas ameaçadoras desses eventos. Infelizmente, os desastres provocados pelo homem são mais frequentes e profundos que os naturais.

Segundo Benyakar, disruptivas são as qualidades ameaçadoras e desestabilizadoras de entornos e acontecimentos nos quais estamos imersos e os seus efeitos em indivíduos, grupos e sociedades. Moreno (1974) chamou o sociodrama com tema previamente definido como uma síntese entre a existência e os valores de um grupo no qual coexistem passado, presente e futuro na busca do processo espontâneo-criativo. O construtivismo social de Michael White (1984) propõe novas descrições sobre o conhecimento que as pessoas têm de si mesmas, de seus grupos e relações na externalização de problemas, permitindo-lhes realizar, como autores, atores e diretores de sua vida, operações sobre seu corpo, seus pensamentos, seus sentimentos, suas condutas e sua alma.

Francine Shapiro *et al.* (2012) apresenta o Eye Movement Desensitization and Reprocessing (EMDR), modelo terapêutico que, por meio do acesso a imagens, pensamentos, crenças negativas, emoções e sensações físicas, associados às informações disfuncionais armazenadas, pode favorecer um processamento adaptativo que estimula nas pessoas os caminhos de autocura e a recuperação de seus poderes de autoeficácia. Por ser um enfoque terapêutico e guiado por um modelo de processo de informação, o EMDR auxilia-nos a ajudar pessoas atingidas por desastres, utilizando estimulações sensoriais bilaterais recebidas ou autoaplicadas, e, concentrando-se em crenças positivas, ajuda a recuperar forças psíquicas para o enfrentamento de desastres e de sofrimento com as perdas. O resultado de um processamento adaptativo é a aprendizagem, o alívio emocional e a capacidade de criação de respostas espontâneas e saudáveis.

O modelo proposto pela dra. Shapiro, chamado processamento adaptativo da informação, constitui a base teórica do EMDR, admitindo que em cada pessoa há um sistema fisiológico de processamento de informação que possibilita o processamento de novas experiências e informações para que atinjam um nível adaptativo. As informações se armazenam em redes de memórias que contêm nossos pensamentos, nossas imagens, emoções e sensações físicas, tudo articulado entre si. Experiências traumatogênicas, como as vividas em desastres e em crises interpessoais persistentes decorrentes deles, podem bloquear a capacidade do sistema de processamento adaptativo de informações e provocar perturbações no ser humano.

Para alcançar o processamento adaptativo de informações, oferecemos aos membros dos grupos, durante as fases de aquecimento específico e de dramatização do sociodrama construtivista, estimulações sensoriais bilaterais, que podem ser visuais, táteis ou auditivas. Essas estimulações devem ser aplicadas em pessoas que conseguem manter a atenção dual: passado-presente, presente-futuro, fantasia-realidade, imaginário-objetivo, positivo-negativo, entre outros. Buscamos que as pessoas experimentem, simultaneamente, experiências sociodramáticas dos desastres e de suas memórias perturbadoras no contexto do presente. O objetivo é reduzir e minimizar a intensidade de imagens, sons, cheiros e sabores dos desastres vividos armazenados na memória perturbadora e seus afetos vinculados, facilitando o acesso a informações mais adaptativas, o que promoverá novas associações dentro das redes de memória e várias outras redes.

Utilizamos no sociodrama construtivista de desastres com EMDR o que chamamos de "lugar seguro", que pode ser feito nas fases de aquecimento específico e do compartilhar. Nessa técnica, solicitamos aos integrantes dos grupos que imaginem um lugar seguro, conhecido ou fantasiado, que lhes proporcione calma e segurança. Em seguida, pedimos que se concentrem nele, imaginando detalhes como imagens, sons, cheiros, temperatura e cores predominantes, que percebam sentimentos e sensações positivas e tentem localizá-los em seus corpos. Solicitamos, então, que apliquem estímulos sensoriais bilaterais em seus ombros ou joelhos até que essas sensações físicas e esses sentimentos sejam positivos e profundos. Quando o diretor do sociodrama e a equipe de egos-auxiliares percebem que todos estão bem, pedem às pessoas que "fotografem" e armazenem em suas memórias esse lugar seguro, com suas emoções e sensações físicas, e, por meio de solilóquios, atribuam-lhe uma palavra que melhor o represente. O diretor sociodramatista sugere que as pessoas utilizem esse exercício para lidar com momentos complicados, como situações de medo, dificuldades para dormir e comer e outras perturbações vivenciadas, típicas de situações pós-desastres.

González e Mosquera (2012) propõem que reforcemos, nas pessoas lesadas por desastres, suas orientações de espaço e de tempo, com distinções adequadas entre passado, presente e futuro e entre o mundo interno e o externo, além de sua capacidade de autocuidado sadio.

O desastre é um acontecimento difícil de ser superado e elaborado. Mesmo que a famosa expressão "A vida continua" seja um fato, a vida das pessoas é profundamente transformada. Nem todos os sobreviventes de um desastre ficarão traumatizados, por isso o chamamos de traumatogênico e não de traumático. A literatura especializada cita que cerca de 20 em cada 100 pessoas apresentarão traumas ou outros transtornos como o de Estresse Pós-Traumático (TEPT) em até dez anos após o desastre. O TEPT é composto por três grupos de sintomas: recordações intrusivas e reexperimentação, evitação e hiperativação. Van der Kolk e McFarlane (1996) afirmam que 10% e 15% da população, em situações posteriores a desastres, apresentarão TEPT.

> [...] Sócrates já dizia que a subjetividade é a verdade e que todo saber da realidade é uma possibilidade [...] (Bach e Intagliata, 1988, p. 102)

Cada pessoa lesada por um desastre vai vivê-lo de modo singular. No caso de desastres provocados pelo homem, como a tragédia ocorrida na boate Kiss, em Santa Maria, ou o assassinato de estudantes na escola pública do Realengo, Rio de Janeiro, em 2011, as pessoas atingidas e os sobreviventes experimentam sensações de traição e injustiça. O Programa de Ajuda Humanitária Psicológica busca, ajudando famílias e grupos atingidos por desastres, dar-lhes chances de ser atendidos para evitar, *a posteriori*, enfermidades mentais em suas peculiaridades e vicissitudes idiossincráticas. Assim, pretende-se que sobreviventes e pessoas prejudicadas direta ou indiretamente, depois de seis semanas e em até dez anos, não tenham sintomas que afetem sua vida, como alto nível de ansiedade e de depressão, dificuldades relacionais familiares, conjugais e profissionais, pesadelos, insônia e falta de apetite, baixa concentração e fraco rendimento escolar, taxas aumentadas de abuso e dependência de substâncias químicas, ideias suicidas e homicidas etc. Ressaltamos que, em caso de desastres naturais em que há necessidades prioritárias de abrigo, alimentos, roupas e remédios, a intervenção pública com esses sociodramas construtivistas com EMDR deverá aguardar o momento adequado.

Eu dei a ela o passaporte da morte [...] (Professora de Santa Maria, 2013)

Para ilustrar os conceitos aqui apresentados, selecionei alguns momentos de um sociodrama construtivista de desastres com EMDR realizado em Santa Maria, em março de 2013, com um grupo de adultos, entre eles pais enlutados, professores e outros familiares. A idade variava entre 18 e 63 anos. Todos tinham nível universitário ou estavam na faculdade. Estávamos em 23 pessoas numa sala de aula. Na fase de aquecimento inespecífico, depois das apresentações de praxe, a diretora do sociodrama solicitou o exercício do lugar seguro, descrito anteriormente. Vejamos o que elaborou um senhor de 60 anos que perdeu um filho de 20 nesse desastre: "[...] estou sentado no colo de minha mãe, no interior. Tem muito verde, o cheiro é de mato molhado. Escuto sons de água de um riacho que corre por ali. Está frio, mesmo com o sol alto... eu e a mãe tomamos mate [...]". O solilóquio dele é "segurança".

Ainda na fase de aquecimento inespecífico, a diretora ensinou ao grupo a chamada respiração abdominal (inspira-se pelo nariz inflando o abdome e expira-se pela boca, lenta e controladamente).

Pensar na tragédia da boate Kiss, vivida no dia 27 de janeiro, na qual 242 jovens de 18 a 26 anos morreram em decorrência de incêndio e fumaça tóxica, é a etapa do aquecimento específico. A diretora solicitou que, em silêncio, pesquisassem na memória o que faziam quando ocorreu o fato, o que pensaram primeiro, de quais imagens, sensações físicas e cheiros se lembravam, a temperatura e outros elementos pertinentes. Depois, sugeriu que selecionassem uma cena vivida que gostariam de eventualmente compartilhar com o subgrupo (de cinco pessoas). Após os compartilhamentos, cada subgrupo escolheu sociometricamente uma cena a ser dramatizada para o grupo grande, resultando em quatro cenas.

As dramatizações tiveram três etapas, a saber: na primeira, o grupo trouxe sua cena espontaneamente proposta pelo autor; na segunda, a cena foi repetida com a estimulação sensorial bilateral aplicada ao protagonista e ao grupo em cena aberta, depois com a simultaneidade de uma crença positiva construída pelo protagonista; na terceira, a cena foi redramatizada incluindo novos elementos que o protagonista desejasse, dos duplos ou alter-egos de seus subgrupos, novamente associando a sua crença positiva e recebendo estímulos sensoriais bilaterais.

Nessa fase de dramatização, uma professora trouxe, por exemplo, a cena em que presenteou uma estudante de 20 anos com um convite para a boate Kiss. Chorava muito e pedia perdão por ter oferecido àquela jovem o que chamava de "passaporte para a morte", vendo-a na fila de corpos mortos num estacionamento. Na segunda cena, repetiu o pedido de perdão, recebendo estímulos bilaterais sensoriais nos ombros. Chorava bastante e gradativamente se acalmou; disse que tinha desejado presenteá-la para uma festa, uma alegria, não para a morte; já não se percebia culpada, mas sentia muito pela morte dela e de todos os jovens. Lentamente, o protagonista ficou sereno. Na cena seguinte, os egos-auxiliares ou alter-egos de seu subgrupo lhe apresentaram os solilóquios: "Eu te amava. Eu não tive culpa! Eu te presenteei! Eu sou boa!" A protagonista escolheu a crença positiva pensada por ela: "Eu sou amorosa". Recebeu novamente os estímulos sensoriais bilaterais. Em outra fase, escolheu conversar com a moça morta, no céu, e desejou-lhe paz eterna; explicou que o ocorrido foi uma tragédia, um inesperado fruto do destino e da irresponsabilidade dos bombeiros, da segurança pública e civil do nosso país. Pensando na crença positiva "Eu sou amorosa", recebeu mais estímulos sensoriais bilaterais. Estava calma, serena e, segundo ela, em paz.

Na fase do compartilhar, a diretora pediu a todos, depois das trocas, que voltassem ao exercício do lugar seguro com estímulos sensoriais bilaterais.

Espontaneamente, o grande grupo, depois de todas as dramatizações, elaborou o que chamaram de "oração aos mortos", com frases ditas por cada um, abraçados num grande círculo: "Somos seus irmãos e pais, vamos fazer essas mortes não serem em vão"; "Descansem na paz do Senhor, nossos jovens, que Ele nos dê forças para continuar a viver sem vocês"; "Que outros jovens sobreviventes possam cumprir os espaços profissionais e de cidadãos que vocês foram impedidos de desenvolver"; "Que cada cidadão de Santa Maria, unido a todos, lute para que a ética e a cidadania se cumpram em nossa cidade e nosso país"; "Obrigada pela alegria que nos deram em suas curtas vidas". Ao final, sugeriram, emocionados, uma prece católica e rezamos, juntos, o pai-nosso.

> [...] a dor passa, mas toda alegria quer a profunda eternidade [...] (Nietzsche, 1994, p. 44)

As cenas apresentadas pelos subgrupos protagonistas trouxeram narrativas, respostas e sentimentos novos e ampliados, tais como esperança, alívio, pedidos de ajuda e a presença para suportar a dor do processo de luto e da união, para buscar o cumprimento social da justiça e da ética.

Sociodramas construtivistas de desastres com EMDR podem oferecer às suas vítimas a oportunidade de compartilhar dores subjetivas e grupais do drama comum, de processar informações disfuncionalmente armazenadas e de "empoderar" suas forças egoicas para a prática da saúde, para a vida e para a morte, dentro dos espaços públicos que apresentam suas tragédias.

As práticas ampliam nossas reflexões. As pesquisas nos estimulam à criação! Filhos de Moreno, aprendemos a recriar, sempre! Corresponsáveis pelo bem-estar comum, compartilhamos, agradecidos pela confiança de nossos clientes.

Somos também seres amorosos! Protagonistas do ser cidadão em seus múltiplos papéis de éticos, irresponsáveis, comprometidos, corruptos, sofridos e tantos outros.

Ofereço este capítulo, com respeito e amor, aos jovens mortos em Santa Maria. A seus pais e amigos. E aos meus queridos colegas e companheiros da Abrapahp.

A chegada e a partida são duas faces da mesma moeda? À cidade de Santa Maria desejo o processo de reconstrução da força da alegria jovem, típica de seu povo!

Referências bibliográficas

BACH, A. M; INTAGLIATA, V. *Filosofía 1. Fuentes y actividades*. Buenos Aires: Esenciales, 1988.

BENYAKAR, M. *Lo disruptivo. El impacto del entorno en el psiquismo*. (Tese). Doutorado em Psicologia. Buenos Aires: Universidad del Salvador, 2005.

GONZÁLEZ, A; MOSQUERA, D. *EMDR y disociación. El abordaje progressivo*. Madri: Pléyades, 2012.

HENSLEY, B. J. *Desessibilización y reprocesamiento mediante el movimiento de los ojos*. Bilbao: Desclée de Brouwer, 2010.

MORENO, J. L. *Fundamentos de la sociometria*. Buenos Aires: Hormé, 1964.

MORIN, E. *Amor, poesia, sabedoria*. Lisboa: Instituto Piaget, 1997.

NIETZSCHE, F. *Analítica existenciaria como antología fundamental*. Córdoba: Universidad Nacional de Córdoba, 1975.

SHAPIRO, F.; KASLOW, F. W.; MAXFIELD, L. *Manual de EMDR y procesos de terapia familiar*. Madri: Pléyades, 2012.

WHITE, M. *Guías para una terapia familiar sistémica*. Barcelona: Gedisa, 1994.

ZAMPIERI, A. M. F. *Sociodrama construtivista da aids*. Campinas: Psy, 1996.

4. Psicodrama público – O trabalho nos dias de hoje

Yvette Datner, Natália Giro e Denise Nonoya

Recebemos o convite para dirigir um dos psicodramas públicos no Centro Cultural São Paulo, realizado em 21 de maio de 2011.

Como nosso fazer profissional é em gestão de pessoas e desenvolvimento profissional, em instituição pública ou privada, decidimos propor um tema que envolvesse o trabalho. Afinal, ele influencia todas as pessoas no enfrentamento do dia a dia e a qualidade de vida e da sobrevivência. Além disso, o trabalho/estar trabalhando e/ou estar empregado/prestando serviços garante visibilidade, um lugar e um papel social de aceitação e inclusão.

Trabalhamos juntas como unidade funcional há algum tempo e mais recentemente tivemos a oportunidade de realizar projetos em empresas com a metodologia do psicodrama na vertente organizacional.

Os espaços de nossas produções têm sido tanto na área pública como privada: órgãos públicos, instituições acadêmicas e de saúde, de assistência social, na educação e em organizações empresariais como indústrias, comércio e serviços.

A unidade funcional composta pelas três profissionais em reuniões preparatórias retomou pontos importantes da proposta socionômica de Moreno, principalmente os conceitos relacionados a grupos e a papéis como guia e possibilidade de encaminhamento, organizados para um imprevisto, com um aqui e agora com um grupo que é temporário, mas conta com a presença de integrantes permanentes, ou seja, cidadãos em processo grupal por participarem em todos os sábados. Uma sociometria específica de grupo e subgrupo e outros indivíduos chegando somente para aquele dia.

Pontos considerados: o tempo, o espaço, as relações e a importância da saúde. Trabalha-se o tema pelo viés da saúde, não se protagonizando a doença classicamente definida. O objetivo é proporcionar aos presentes reflexões e descobertas novas de suas próprias competências e de seus saberes, com base em vivências concretas ou simbólicas significativas, focando no grupo e, portanto, encaminhando o trabalho como sociodrama, com possibilidades de ação e produção que resultem em ganhos tanto emocionais quanto de conhecimento.

Iniciamos o trabalho com a presença de 37 cidadãos e encerramos com 79.

Aquecimento inespecífico

1. Jogo "pra direita", no qual as pessoas devem dizer ao mesmo tempo seus nomes à pessoa à sua direita

Acontecendo na plateia, concretizou ludicamente a dificuldade de comunicação em ações de ouvir e falar ao mesmo tempo em situações em que se fala e o outro não escuta/não ouve ou despreza quem fala.

Compartilhar: Sentimentos da situação vivida: raiva, indignação, "Fiz papel de bobo"; "Ele não quis me ouvir"; "Fiquei falando...".

Processamento: Reflexão: nos dias de hoje... Na vida, no trabalho.

2. Levantamento – No grupo/plateia

Quem está empregado? Quem não está? Quem trabalha por conta? Quem procura trabalho/emprego?

Com esse mapeamento, dirigimos uma reflexão individual voltada ao trabalho, à força interna de cada um – uma busca interna de habilidades, vocações, talentos, qualidades pessoais e conhecimentos que todos ali certamente possuíam, mas nos quais há tempos não paravam para pensar. E também reconhecer em si – e não esperar que alguém, o outro, reconheça – o seu valor pessoal.

Nutrimos os participantes definindo o *papel profissional*, tão pessoal, tão cheio de experiências, vivências, saberes, habilidades etc. Como está definido no livro *Jogos para educação empresarial* (Datner, 2006), *é diferente de um cargo na escola ou empresa*. Estimulamos o reconhecimento de si, de suas características positivas e qualidades, denominando, inclusive, seus talentos.

Solicitamos que cada um verbalizasse o seu melhor talento, qualidade ou competência em seu papel profissional.

Passamos o microfone. Quem verbalizou foi convidado a ir ao palco: subiram *a espontaneidade, a arte, a criatividade, a articulação, a venda, a cobrança, a organização, a liberdade, o ensinar, o falar, a perseverança, o foco, o planejamento, a visibilidade, o prazer*.

Aquecimento específico

Entrevistamos cada um dos autores, explorando suas habilidades, ampliando a dimensão e a importância delas e trazendo o sentimento e a emoção do encontro com seu *talento/habilidade* (uns aceitaram chamar suas habilidades de "talento", outros não).

Isso foi muito significativo, pois puderam atribuir outra dimensão ao *talento* expresso (normalmente as pessoas são muito modestas – influência da cultura do "*é bondade sua*") e aprofundar esse *encontro* com uma característica própria de autopercepção e autorreconhecimento.

Em seguida, um pedido: "Fechem os olhos, assumam esse personagem/habilidade/talento e deem um movimento a ela".

Apreciaram, curtiram. "É, meu." Várias faces sorriam, e muitos olhares foram ficando com outro brilho, com vida. Na descoberta de algo novo, havia acontecido uma "liga", um sentido, um significado para o *eu profissional, eu trabalhando, eu autor e ator do MEU papel profissional!*

Nesse momento, surgiram questionamentos sobre capacitação e também atitudes e comportamentos relacionais no trabalho.

Tivemos, então, a produção de uma cena escolhida pela direção como protagônica, tanto pela proposta, cujo tema era "cobrança", bem articulado com o nosso tema do dia, como também pelo efeito que teve nos participantes, principalmente naqueles que estavam em cena, ainda tomados pela emoção do pertencimento do papel profissional.

Ação dramática

A situação proposta era a de um empresário cobrando pagamentos atrasados e dívidas de forma dura, fria, militar e sem humanidade.

Ego-auxiliar entra em cena como cliente.

Essa cena foi trabalhada e desdobrada em diversas outras. Vários participantes entraram no jogo de complementaridade criando formas de resolução e transformação daqueles papéis. Finalmente, encontraram-se uma atitude e um jeito de tratar o cliente inadimplente de forma humana, garantindo os direitos de ambos os lados. Com ética.

O protagonista concluiu pensativamente, dizendo que podia cobrar com mais simpatia e humanidade, que cobraria, mas de outra maneira. Poderíamos ter nos estendido sobre o fator "cobrança" que remete a diversos fenômenos relacionais e emocionais com base no que isso representava para cada pessoa, explicando os motivos de a cobrança ser assim. De onde haveria ele formulado essa cobrança tão seca e rígida? Mas essa questão fugia do contexto, e o protagonista estava preocupado com o seu papel de cobrador, não solicitando que tratássemos da "cobrança" (não anuência e contrato) diante de uma plateia de cunho aberto. Além disso, o objetivo não era *tratar* a cobrança do protagonista, mas, com base em sua experiência compartilhada em cena, poder ampliar a percepção, mudar a ação, a atitude e enxergar outras possibilidades de cunho relacional e cidadão no mesmo ato de cobrança, com os demais participantes da cena aproveitando para si e refletindo.

Com base nessa cena, passamos a outra etapa do processo, fazendo a seguinte proposta: que cada personagem em seus papéis de *competências e habilidades* se compusesse em uma montagem, com a denominação de escultura, produzindo e criando um papel profissional articulado.

O inusitado e surpreendente

Essas duas etapas foram peremptoriamente interrompidas por uma participante bastante perturbada, muitas vezes de fora do palco, que atravessava o espaço cênico e interferia, gerando certo conflito com os participantes e reclamações das pessoas sentadas na plateia. A unidade funcional tentou administrar a situação de forma agregadora, mas era quase impossível. Aos gritos, a participante interrompia cantando, seguida por outro participante.

Esse foi um momento tenso e inusitado para a unidade funcional, que não depara com frequência com situações desse tipo no trabalho. Agora, já distanciadas do momento, podemos até perguntar se tais travessias pelo espaço não seriam a protagonização de uma "cobrança", inclusive por dirigir-se ao diretor gritando: "A direção é sua: dirija!". "Cobrança" é uma palavra forte e recheada de significados – que não são poucos e nos acompanham por toda a vida.

A unidade sempre se reaquecia após os períodos de interrupção e dirigia-se psicodramaticamente às personagens para que se articulassem na montagem de um *papel profissional* – a partir de coreografia, corpo, caras e bocas que dessem vida aos talentos ali presentes para poderem dizer o que hoje, "nos tempos de hoje", seria uma boa formação/composição para assumir um trabalho e se empregar. Assim, todos em cena e na plateia poderiam perceber corporalmente esse todo, com as técnicas da troca de papéis alternando sentimentos e vendo de fora a possibilidade da apreensão do todo.

Voltando à criação da escultura, ou seja, à montagem do papel profissional com base nos personagens-talentos identificados, descreveremos a seguir a produção do grupo.

As pessoas/personagens foram se reunindo e se compondo, uns em pé, outros abaixados, alguns próximos, outros mais afastados, cada um contribuindo com sua forma corporal: corpos eretos ou flexionados, braços estendidos ou dobrados, cabeças que se uniam pelas mãos que as circulavam. Por vezes, um amontoado de pessoas, outras quase em um círculo – finalmente, o retrato de uma obra formada pelas diferenças, pelos diversos corpos, pelas diferentes pessoas. A escultura humana foi montada facilmente seguida de movimentos pulsantes – para dentro e para fora do conjunto – ora expandidos ora concentrados.

Por duas vezes houve o congelamento (parar como está) solicitado pela unidade funcional que proporcionou aos participantes entrar em contato com seus sentimentos, no aqui e agora, e assim, por meio da reflexão, alterar ou mudar a escultura humana. Não quiseram mudar nada.

Solilóquios: "Estou bem"; "Estou feliz"; "Tá bom"; "Legal"; "Meu coração bate forte".

Palmas. Agradecimentos. Solicitação de retorno ao contexto grupal/plateia.

Compartilhar

Primeiramente da plateia, depois dos atores:

Riquíssimo, com muitas trocas e inúmeros depoimentos de sentimentos de autovalorização e reflexão sobre *quem sou* – quem sou profissional, como está meu trabalho hoje, a burocracia, as mudanças, as mesmices, o novo. A influência do mundo, da economia, da política. O excesso de exigências, a velocidade, a informática, a internet, a perda de respeito, as relações agressivas. Falta de amor, perdas, ganhos, esperança, possibilidades!

Processamento

Recolhendo as produções do compartilhar, o encontro foi finalizado com uma fala sobre o emprego, o trabalho na sociedade contemporânea hoje e as alternativas de ser produtivo e ao mesmo tempo conseguir qualidade de vida, bem-estar. A não dependência só do "fora", do externo, mas também do "dentro". Olhar, pesquisar e acreditar.

Considerações da unidade funcional

Era nítida a reação da maioria pelos olhares e pela motivação, mexendo-se, querendo falar, talvez com certa agitação em sentir-se com o poder de buscar, de se candidatar ou de voltar a ter emprego.

Para nós foi uma experiência inédita. Tivemos de lidar com um subgrupo que estabelece uma relação "de corredor" com a unidade funcional, isolando os demais presentes, solicitando respostas sem parar, chamando a atenção, quase deixando os demais participantes na sombra, o que exigiu um cuidado constante em tratá-los democraticamente, realizando movimentos de inclusão o tempo todo, cuidando para não entrar no jogo de representação e de tomada de papéis mutantes criados no aqui e agora.

O ponto forte de nossa reflexão pós-evento foi o adoecimento da sociedade, protagonizado por alguns subgrupos que trouxeram a dor provocada pelo trabalho, pela ausência dele e pelas situações insuportáveis de seu ambiente, questionando ou duvidando que o trabalho possa ser diferente, mas vislumbrando, por meio de nossa direção, algumas possibilidades. Se são somente sonhos, não sabemos, mas perceber-se capaz e com poder muda alguma coisa – ao menos traz esperança.

Sem dúvida, o trabalho em si não é um fator de adoecimento, mas provavelmente o modo como ele é imposto, o desprazer de realizar tarefas desagradáveis ou sem sentido, a incoerência, o autoritarismo e a violência mesmo que sentidos como tais mas não tão reais, e possivelmente as exigências e expectativas demasiadas. De certa forma, as pessoas que não estão atuando profissionalmente denunciam com plena veracidade que, nos dias de hoje, o ambiente de trabalho retrata dores e insanidades, relações sem vínculos e pouco saudáveis. Finalizando esta reflexão, nós, profissionais, ao trabalhar com pessoas nas organizações diante dos perigos do adoecimento do papel profissional pelo exercício de funções predeterminadas e, muitas vezes, com exigências de *fazeres* que contrariam a espontaneidade, a criatividade, a natureza do *ser* e, consequentemente, da pessoa em todos os seus papéis, temos utilizado cada vez mais o psicodrama criando campos férteis de saúde.

Referência bibliográfica

Datner, Y. *Jogos para educação empresarial*. São Paulo: Ágora, 2006.

5. O QUE É PSICODRAMA PÚBLICO? REFLEXÕES SOBRE UMA PRÁTICA EM CAMPINAS E EM CUBA

Júlia Maria Casulari Motta

Começo este texto com um movimento de reconhecimento às organizadoras desta obra pela criatividade de perceberem a necessidade de trabalhos sobre o tema.

Considero que o reconhecimento é um movimento de olhar algo de forma diferente, ver de novo alguém ou alguma coisa conhecendo-os por outros ângulos. Então, reconhecer, nesse sentido, é sacudir a tentação da certeza, a acomodação dos velhos saberes.

Partindo do pressuposto de que não podemos separar nossa história das nossas ações, ao (re)conhecer algo estamos acrescentando ao fazer a reflexão de como fazemos, como conhecemos aquilo ou aquela pessoa. Todo ato de conhecer produz um mundo, todo fazer é conhecer e todo conhecer é fazer (Maturana e Varela, 1995).

Os autores pós-modernos afirmam que o grande desafio da atualidade para os profissionais é transcender a dicotomia entre conhecimento científico e conhecimento popular e reuni-los criando uma terceira posição com possibilidades de reinvenção do cotidiano visando ao bem comum.

Ainda citando os mesmos autores (1995, p. 26):

> Não devemos nos esquecer de que a criação é sempre uma etapa nova, mas construída com materiais "velhos". Criar o conhecimento, o entendimento que possibilita a convivência humana é o maior, mais urgente, mais grandioso e mais difícil desafio com que depara a humanidade atualmente.

Este livro sobre práticas públicas é um esforço de auxiliar os profissionais interessados no tema a refletir sobre um instrumento de ação social que inclui também material velho, saberes conservados na produção de novas respostas para questões antigas, numa dialética que não tem fim porque "cada resposta suscita 100 perguntas novas" (Moreno, 1997).

A proposta moreniana, desde seu conceito de homem relacional, refere-se à busca constante de participação sociopolítica na construção de um mundo melhor e menos injusto porque menos desigual. Cada um, com seu átomo social, se reúne com outras pessoas, também com seus átomos sociais, formando agrupamentos que, depois de vinculados e já com um projeto comum, se tornam um grupo.

A primeira provocação a que me proponho é: "O que é psicodrama público? Que atividades que usam recursos do psicodrama e acontecem publicamente podem ser enquadradas nessa categoria? O que faz de uma atividade um psicodrama público?"

A *Revista Brasileira de Psicodrama* (v. 19, n. 2, 2011) teve como sessão temática: "Psicodrama público: por quê? Para quê?" Nela, escrevi sobre a experiência de Campinas de uma atividade mensal que denominamos psicodrama público. É um filhote do trabalho do Centro Cultural São Paulo (CCSP). Desde então, as mesmas perguntas continuam me chamando à reflexão. Começo narrando as práticas para buscar a teoria.

Psicodrama público – Um projeto social em Campinas

Desde fevereiro de 2010, estamos construindo esse trabalho em Campinas realizando uma atividade tematizada. A cada mês, uma direção nova, um novo tema, um grupo diferente. Parte da plateia já se tornou frequentadora habitual e outra parte se renova a cada vez.

Durante 2010 e 2011, ficamos sediados na Associação Campineira de Imprensa (ACI), que nos emprestava o auditório. No final de 2011, nos chamaram para uma reunião com o objetivo de romper, unilateralmente, o contrato de parceria sem fins lucrativos. O argumento era de que nossa atividade era muito barulhenta e "desarrumávamos" o salão.

Não houve conversa, fomos "despejados" sumariamente. Naquele mês, dirigi a atividade na ACI. Como não podia deixar de ser, o tema foi a atitude da ACI com o projeto. No entanto, nenhuma mobilização para defender a permanência do projeto resultou dessa atividade.

Uma pessoa da plateia perguntou: "Será que o psicodrama público vai sobreviver?" Essa foi a pergunta desencadeadora da cena dramatizada. A metodologia usada foi uma cena imaginada, simbólica, onde havia um oráculo e um adivinho. Todos criaram seus personagens. Encarnados os personagens, puderam subir ao palco para consultar o adivinho. Perguntas pessoais, perguntas coletivas, perguntas sobre o psicodrama público foram feitas e respondidas pelo personagem adivinho, que foi vivido por vários atores. Depois da cena simbólica, o compartilhar.

O grupo presente lamentou o fato, solidarizando-se com os organizadores. Alguns exemplos: "*É assim mesmo, quando fica bom, acaba*"; "Estamos na torcida, quando vocês conseguirem outro lugar, avisa pra gente"; "Nossa! Dá vontade de denunciar a ACI, mas para quem?"

Um tipo de desapontamento que se repete no cotidiano brasileiro foi reeditado nesse dia. Não conseguimos uma saída para o conflito. Terminamos apagando as luzes do salão e indo embora com nossos pensamentos e dores. Nesse dia, não desarrumamos o salão, nós é que saímos desarrumados do nosso sonho.

Lembro que, ao caminhar para casa, pensei: "Quem tem medo do lobo mau?" Eu tive medo do lobo mau, que naquele momento se chamava solidão, desapontamento, desesperança numa ação cidadã.

Ao mesmo tempo, o Instituto de Psicodrama e Psicoterapia de Grupo de Campinas (IPPGC) vivia a fase mais crítica de uma crise política arrastada por anos; ora crise negada, ora crise assumida. Na mesma época do ultimato para o não emprego do salão para os psicodramas públicos, foi realizada uma assembleia no IPPGC, na qual foram votados dois pontos decisivos: o fechamento da sede do IPPGC e a eleição da nova diretoria, formada por quatro ex-alunas.

Essas ex-alunas, agora na nova diretoria, candidataram-se mais por ligação afetiva do que por conhecimento da realidade institucional. O grupo heroico foi tomando contato com a realidade à medida que os meses passavam.

Elas estavam com os mesmos sentimentos que tive depois do final das atividades de psicodrama público: solidão, desapontamento e desesperança com a realidade que se impôs. A dura realidade foi amenizada com o apoio de raros professores. Repetiu-se a dinâmica da última sessão de psicodrama público no ACI.

Para manter o IPPGC em pé, era necessário que o projeto de psicodrama público sobrevivesse. Atualmente, o projeto é a única atividade viva da instituição que, nos seus 37 anos de existência, fez um trabalho pioneiro no ensino e na divulgação do psicodrama.

A nova diretoria saiu a campo para encontrar um espaço que abrigasse o projeto. Conseguiram um auditório na Microcamp – uma escola grande de informática. Sendo assim, desde março de 2012 o projeto do psicodrama público voltou à atividade.

Muito pouco do nosso público "fiel" do antigo local nos acompanhou. Quase que recomeçamos. Mas a experiência anterior nos auxiliou a conquistar novos participantes, novos diretores, novos temas.

É uma sobrevivência e ao mesmo tempo um esforço de reinvenção da história. A cada mês, apresentamos uma atividade pública como projeto do IPPGC. Quase sempre ouvimos de alguém na plateia: "Quero fazer o curso de formação, mas ligo nesse número e ninguém atende. Onde fica essa escola?" Habilidosamente, alguém da diretoria explica que estamos em reorganização e em breve teremos novamente o curso de formação em psicodrama.

Em dezembro de 2012 a diretoria alugou uma sede e desde então está em fase de criação da nova identidade do IPPGC. Será possível dizer nova identidade? Não sei responder ainda. Nem é esse o tema do artigo. Quando iniciei este relato, estava com outro projeto de escrita para a experiência de Campinas. Não sabia que sairia assim.

Planejava escrever sobre o psicodrama público que ocorreu em dezembro de 2011, o último no salão da ACI. Ao descrevê-lo, foi saindo esta narrativa e, quando percebi, respeitei o movimento intuitivo para ver o que a memória estava trazendo.

Somos contadores de histórias e, quando permitimos que elas saiam sem tanta interferência da censura interna, temos a chance de compreender alguns pontos antes inconscientes.

Aqui, relembro Benjamin (*apud* Motta, 2005, p. 45-6), quando diz que a memória é também a capacidade de entrar em contato com o inconsciente, voluntária e involuntariamente. Memória é um trabalho como do ator, é uma cena produzida em parte como reprodução do *script*, em parte como improvisação estimulada pela plateia, já que memória é sempre relacional. Para o autor, memória é visitar o passado em busca do amanhã, é reativar um compromisso social, portanto político, com o presente.

A narrativa feita descreve um psicodrama público? Existe psicodrama público que acompanha a história? Quando o coinconsciente e o coconsciente atuam juntos, reunindo realidades sociais diferentes, mas complementares, que nome tem essa prática psicodramática?

Refletindo sobre a narrativa

Pensando na memória e na cena descrita do adivinho, vejo que "um dos espaços privilegiados para aparecimento dos estados coconsciente/coinconsciente são os grandes grupos, principalmente os grupos processuais, que se reúnem por vários dias, durante os congressos de especialistas em grupos" (Knobel, 2011, p.148-51).

A realidade processada no artigo de Knobel guarda semelhança com a apresentada anteriormente. Tanto eu, como diretora daquele psicodrama público, quanto parte da plateia presente sabíamos que o IPPGC estava em crise e em seguida haveria aquela assembleia. A crise da comunidade psicodramática em Campinas era maior do que somente o "despejo do projeto de psicodrama público". Entretanto, não compartilhamos essa realidade com o "público de fora", isto é, o público não psicodramatista que esteve no evento.

Relendo a cena dramatizada do adivinho, o compartilhar do grupo, a ausência de ideias novas e o deixar na nossa mão o futuro do projeto, tudo isso me remete às palavras de Moreno (*apud* Cukier, 2002, p. 140-1): "A igualdade dos *status* de todos os membros do grupo é indispensável", e também ao dizer que: "O único fator extraordinário que determina o sucesso ou o fracasso do grupo (de psicoterapia) é a escolha espontânea dos membros ou as afinidades espontâneas entre eles".

Havia um segredo não compartilhado por nós, além do "despejo" do psicodrama público: o IPPGC estava aguardando uma assembleia decisiva para sua continuidade. A crise era maior e mais profunda.

Nós, os psicodramatistas presentes, não fomos capazes de compartilhar com todos a realidade da qual fazíamos parte. Como resposta nascida na intersubjetividade do grupo, faço um solilóquio do grupo no compartilhar: "Já que vocês guardam informações, são mais poderosos do que o grupo presente, então o poder de solução fica também na responsabilidade de vocês. Quando souberem, contem para nós".

Voltando a citar Knobel (2011, p. 151):

> os grandes grupos são, assim, lócus privilegiados de manejo da matrix coconsciente/coinconsciente, pois, à medida que muitas pessoas encenam e se responsabilizam coletivamente por conflitos, oferecendo uma multiplicidade de versões e soluções para uma mesma situação, elas possibilitam a reorganização do existir, permitindo novos padrões de consciência. Além disso, como ação conjunta, a experiência coletiva potencializa a confiança nas relações e o empoderamento de cada um.

Isso não aconteceu em nossa última sessão de psicodrama público. O poder do conhecimento permaneceu com um subgrupo, a igualdade dos *status*, proposta por Moreno, não foi conquistada. Entretanto, o coconsciente e o coinconsciente do grupo revelaram seu poder de não entrar no jogo do "faz de conta que somos iguais". Devolveram ao mesmo subgrupo dos psicodramatistas presentes a responsabilidade de solução para o projeto. Com tal ação, o grupo maior referendou a manutenção do poder de solução ao subgrupo que detinha os saberes (e poderes) da realidade não compartilhada.

Como todos no grupo poderiam ser terapeutas e corresponsáveis se uns detinham mais informações e mais segredos decisivos do que outros? Não era sigilo, eram saberes mantidos como segredo não compartilhado.

De um lado, considero que não houve um psicodrama público, pelas razões expostas e refletidas, pois faltou horizontalidade na formação do grupo. De outro, acredito que houve um psicodrama público que reuniu dois eventos: a atividade pública na ACI e a assembleia do IPPGC. Não foi possível pensar em encaminhamentos para o projeto de psicodrama público sem saber no que resultaria a assembleia. Os dois fatos estavam interligados.

Novamente relembro as ideias de Benjamin (*apud* Motta, 2005, p. 45), quando reflete que

> as entrelinhas estão plenas de historicidades. Por isso, as alegorias da realidade do "como se" são imagens encharcadas de temporalidades, imagens dialéticas que revelam a historicidade como uma casa sem telhas depois de uma explosão [...]. Escovar a história a contrapelo, tese VII de Benjamin, é buscar a história dos vencidos, a memória que não está nos livros dos vencedores, e, por isso, é capaz de atualizar as esperanças, de libertar os vencidos de ontem e de hoje, tornando a história um contexto do vencedor e do vencido. [...] É necessário buscar as alegorias num esforço de ver que dentro do velho está o novo e dentro do novo está o velho.

Nesse sentido, o que na minha direção do psicodrama público pareceu um erro revelou-se parte da história que reúne vencedores e vencidos num esforço de olhar o passado em busca do amanhã.

Apresentando a prática em Cuba

Em maio de 2011, durante o VIII Congresso Ibero-Americano de Psicodrama, dirigi duas atividades públicas. Escolhi uma delas para ser analisada aqui.

Sabemos que Cuba está vivendo um momento bem especial de abertura sociopolítica-econômica depois de 60 anos do regime castrista. O país passa a conviver de forma nova com a realidade mundial.

O congresso foi sediado no Parque Morro Cabana, na Fortaleza San Carlos de La Cabaña, uma fortificação histórica bem no centro de Havana de onde é possível ver a troca da guarda nos períodos da manhã e da tarde e a cerimônia de tiros de canhão, ao entardecer, relembrando as façanhas do povo durante a luta armada liderada por Fidel. É uma edificação belíssima, toda em pedra, paredes grossas, com vista para a Baía de Havana. Por ser um ponto turístico, tem vários estabelecimentos comerciais, restaurantes, museus etc. Trabalham ali em torno de 200 pessoas, todos, ou quase todos, funcionários do governo. Eles circulavam olhando as coisas ao redor sem entender bem o que se passava num evento tão diferente – estávamos num clima moreniano. Entretanto, havia uma diferença: tudo acontecia em Cuba e em seu momento histórico. Percebi que os trabalhadores estavam interessados, mas tímidos, por ser o primeiro congresso de psicodrama que viam.

Conversando com duas congressistas cubanas, Evarina Deulofeu Zamorano e Laura Aldana Vilas, resolvemos propor uma atividade reunindo congressistas e trabalhadores.

Nós três tínhamos inscrito no congresso um psicodrama público. O local designado para nosso trabalho era em Havana Velha, longe da sede do congresso.

Concomitantemente, estariam acontecendo outras atividades naquele local. Pensamos que não faríamos falta em Havana Velha e poderíamos transferir o trabalho para um espaço onde reuníssemos os trabalhadores e os congressistas, ou parte deles.

Sonhamos juntas, desenhamos um projeto e partimos para a luta da viabilização. Procuramos o presidente e professor Guillermo A. Beaton e a coordenadora da comissão científica, Leysing V. Espinosa, integrantes da direção do congresso, para solicitar apoio ao trabalho.

Soubemos que no dia seguinte haveria uma reunião geral dos trabalhadores no salão nobre da Fortaleza. Seria comemorada uma data cívica. Todos os trabalhadores estavam convocados para um discurso comemorativo com uma autoridade militar às 7h30.

Depois do aval da direção do congresso, procuramos novo apoio, agora das autoridades responsáveis pela comemoração. Apresentamos ao diretor da Fortaleza nosso projeto de unir os trabalhadores do Parque Morro Cabaña e os congressistas numa mesma atividade, logo depois do discurso de abertura. Convidamos também o diretor e todas as autoridades que quisessem participar. Com essa atitude, deixamos claro que não seria uma atividade subversiva.

Acertada a parte burocrática, partimos para a divulgação boca a boca. No dia seguinte, chegamos cedo e panfletamos na entrada no congresso, foi um convite falado. O tempo de divulgação foi pequeno, mas suficiente para contar com umas dezenas de congressistas representando a coletividade.

Terminado o discurso oficial, nos deram a palavra. Da nossa unidade funcional, eu era a única com alguma prática de eventos com grandes públicos, por isso fui escolhida para dirigir, e elas foram os egos-auxiliares.

Confesso que senti medo e, quando peguei no microfone, tive vontade de fugir. Mas o trabalho de inclusão daquele grupo me dominou. Na minha frente, o auditório estava tão cheio que não cabiam todos os trabalhadores sentados, muitos estavam em pé. Já deviam estar cansados depois de um discurso. O que fazer?

Em silêncio, observei as pessoas e vi afeto nos olhares. Percebi que estava tão emocionada que sentia vontade de chorar. Pensei: "O melhor caminho é compartilhar o que sinto e por que batalhamos por este momento". O olhar da unidade funcional era de cumplicidade. Então, falei sobre tudo que sentia: falei das colegas que também estavam juntas no projeto, contei do congresso, das dezenas de congressistas que escolheram estar ali antes de voltar para suas atividades, o que significava o evento; agradeci o apoio de todos e disse que estávamos ali compartilhando sentimentos e querendo fazer alguma coisa juntos.

Um senhor disse: "Vamos cantar uma música cubana", e logo se pôs a cantar a música símbolo de Cuba: *Guantanamera*. Quase imediatamente o auditório tornou-se um salão de baile, cantávamos e dançávamos sem distinção – a inclusão aconteceu espontânea e criativamente.

Sabíamos todos que o tempo era pouco, que teríamos de voltar ou ao trabalho ou às atividades do congresso. Mas, depois do encontro, estávamos diferentes, agora havia um "bom-dia" entre as pessoas, indistintamente.

Como tínhamos apenas 40 minutos para fazer o psicodrama público, a etapa do compartilhamento foi o sorriso da saída, a maneira como saíam cantando e conversando. Somente alguns congressistas saíram reclamando. Diziam que "aquilo" estava interferindo no horário da sua atividade, que teriam menos tempo.

Depois que todos saíram, ficamos ali, as três da unidade funcional. Sentamos no palco e, emocionadas, conversamos sobre a dignidade humana, sobre respeito, reconhecimento do outro, o conceito de homem relacional.

Enquanto conversávamos, entrou no salão um trabalhador e que, embora fosse o responsável por fechar o local, permitiu que ficássemos conversando à vontade. Disse que havia gostado muito do que aconteceu, que queria nos dar alguma coisa, e acrescentou: "Eu só tenho água para oferecer. Vocês querem água?" Bebemos juntos aquela água que nos pareceu doce como mel.

Refletindo sobre a narrativa

Bem, a atividade foi importante para a unidade funcional e, ao que parece, para muitos. Isso garante que tenha sido um psicodrama público? Como escrever uma história que não faça do presente um resultado previsível de um desenvolvimento necessário? Como a história pode escapar do evolucionismo radical da modernidade? Quando um congressista diz que "aquilo" vai interferir no tempo de sua atividade científica no congresso, posso pensar que está vendo o acontecido como um *happening*?

Moreno (1984, p. 10) diz que,

> no *happening*, as pessoas comportam-se de maneira autoidealizadora, autossuficiente; na medida em que forma alguma é suscitada, também deixa de ser possível uma participação genuína por parte do grupo de espectadores convidados; cada um dos presentes é relegado a si próprio [...]. Sim, pode-se dizer que o não relacionamento é o traço ostensivo dos *happenings*, e que o tema do psicodrama é precisamente o relacionamento entre o indivíduo e o grupo ou a sociedade.

Para Moreno, então, o tema do psicodrama é o relacionamento. Acrescento que a verdade é o que toca de um ao outro, não o que o sujeito pensa e o que é pensado; o que importa como verdade é o que a pessoa se pergunta e a relação com as especificidades do fato ou objeto. Construímos histórias e com elas a memória, que é um recurso singular de participação no coletivo. Para os congressistas que viram o evento como "aquilo", foi um *happening*; para outros, inclusive para nós, foi um psicodrama público com desdobramentos para os trabalhadores e para os congressistas que incluíram o ocorrido nas suas apresentações no congresso.

Concluo, pois, que as duas práticas apresentadas aqui podem ser chamadas de psicodramas públicos porque ambas se revelaram como trabalho político de cidadania, comprometidas com visões sociais plurais, e nelas os homens e as mulheres foram pronunciantes do mundo, pois não é no silêncio, mas na palavra, que o homem se faz, e o diálogo é a vinculação entre humanos. No entanto, me permito pensar que, embora a finalidade dos psicodramas públicos tenha sido alcançada em ambas as práticas, o modo singular viabilizado no *happening* em Cuba privilegiou a etapa do aquecimento em detrimento dos passos indicados pela metodologia moreniana, conforme foi explicitado pela limitação do tempo.

Referências bibliográficas

Cukier, R. *Palavras de Jacob Levy Moreno. Vocabulário de citações do psicodrama, da psicoterapia de grupo, do sociodrama e da sociometria*. São Paulo: Ágora, 2002.

Knobel, A. M. "Coconsciente e coinconsciente em psicodrama". *Revista Brasileira de Psicodrama*, v. 19, n. 2, 2011, p. 139-52.

Maturana, H.; Varela, F. *A árvore do conhecimento*. Campinas: Psy, 1995.

Moreno, J. L. *O teatro da espontaneidade*. São Paulo: Summus, 1984.

______. *Psicodrama*. São Paulo: Cultrix, 1997.

Motta, J. M. C. *A psicologia e o mundo do trabalho no Brasil: relações, história e memória*. São Paulo: Ágora, 2005.

Motta, J. M. C.; Esteves, M. E. R.; Falivene Alves, L. "Psicodrama público: um projeto social em Campinas". *Revista Brasileira de Psicodrama*. v. 19, n. 2, 2011, p. 33-8.

6. O QUE ME PROTEGE É TAMBÉM O QUE ME FAZ SOFRER

Silvamir Alves

Esse psicodrama público foi realizado na Sociedade Goiana de Psicodrama (Sogep) em outubro de 2012. A atividade teve início com o aquecimento inespecífico, cujo objetivo é criar condições para que o grupo estabeleça um estado psicofísico favorável à realização do aquecimento específico e à dramatização. De acordo com Moreno (1993), o aquecimento é a preparação prévia para que os membros do grupo entrem no desconhecido, ou seja, estejam prontos para o ato espontâneo de criação.

Nesse sentido, após as apresentações dos participantes e a explicação da atividade proposta, do contrato, do levantamento das expectativas e do mapeamento do grupo, o diretor pediu às pessoas sentadas em círculo que se levantassem e se cumprimentassem de maneira acolhedora. Promoveu a descontração e o relaxamento do grupo por meio do caminhar de várias formas, sugerindo imitações de animais, plantas e personagens. Ao mesmo tempo que dava as consignas, o diretor executava o exercício para servir de exemplo e também para se aquecer.

Depois do aquecimento, o diretor solicitou às pessoas que caminhassem normalmente e procurassem identificar, cada qual voltando a atenção para si, uma preocupação. Em seguida, as pessoas expuseram, em uma palavra e em voz alta, suas preocupações e foram orientadas a formar duplas com outro membro do grupo cuja preocupação era semelhante à sua e, assim, compartilhar suas histórias. Então as duplas foram desfeitas e as pessoas reagruparam-se em trios para compartilhar algo satisfatório de sua vida no presente.

De acordo com Davoli (1997), perceber-se, perceber o outro e ter confiança são exercícios importantes para a grupalização, isto é, para o vínculo grupal. Por isso, a vivência de dividir a intimidade tornou os membros desse grupo mais respeitosos e integrados.

Depois do compartilhamento, os participantes foram convidados a sentar-se confortavelmente e, de olhos fechados, pensar em sua vida hoje, identificar uma cena de dor, de dificuldade, dar um título a ela e depois compartilhá-la com o grupo. Além disso, quem desejasse poderia também compartilhar a sua cena.

Seis pessoas relataram suas cenas e, entre elas, três se dispuseram a trabalhá-las, tornando-se, assim, emergentes grupais. Em seguida, o grupo, por meio da escolha sociométrica – procedimento que democratiza as decisões em um grupo e confere maior compromisso na dramatização a ser realizada –, escolheu o representante grupal para tornar-se protagonista.

A propósito dos conceitos de emergente grupal, representante grupal e protagonista, Alves (1999, p. 98) esclarece que "a protagonização é função do contexto dramático". Portanto, são denominadas emergentes grupais as pessoas que enunciam, no contexto grupal, seus temas. Perazzo (2010, p. 169) corrobora essa concepção e acrescenta que "existe uma progressão natural de emergente grupal para representante grupal e deste para protagonista".

A pessoa que foi escolhida pela maioria dos membros do grupo como a representante grupal será identificada aqui pelo nome fictício de Maria, para preservar sua identidade. Ela relatou o seguinte: "Essa cena nunca saiu de minha mente. Eu tinha 4 anos... (*com a voz embargada, continuou*). Estava correndo da minha mãe, que esbravejava atrás de mim, me agarrei às pernas do meu pai e cheguei a fazer xixi na roupa de medo. É isso". À medida que Maria falava, as lágrimas que brotaram lentamente dos seus olhos no início rolavam por seu rosto triste. O diretor perguntou-lhe que lágrimas eram aquelas. Ela respondeu que eram as mesmas de quando teve de fugir de medo de sua mãe.

A escolha sociométrica do representante grupal encerra a etapa do aquecimento inespecífico e dá início ao aquecimento específico. Nessa etapa, ele tem um foco orientado e objetivos mais precisos, que visam à preparação do representante grupal para a dramatização. Ou seja, nesse ponto começa o contexto dramático propriamente dito.

De acordo com Alves (1999), o psicodrama, por meio do contexto do "como se", possibilita ao paciente-protagonista efetuar o corte em sua mesmice estereotipada para liberar sua espontaneidade-criatividade, identificar e assumir o seu drama. O contexto dramático, com o seu campo relaxado, permite que o protagonista se recuse a ser apenas um indivíduo e perceba-se como sujeito.

Nesse sentido, o diretor propiciou a montagem do cenário no contexto dramático com a pergunta: "Onde a cena aconteceu?" Maria respondeu: "Na minha residência. Da sala para a cozinha, havia dois degraus e eu estava na sala, minha mãe atrás de mim e o meu pai na cozinha".

Sob a orientação do diretor, Maria escolheu os egos-auxiliares para montar a cena. Uma pessoa do sexo feminino, de estatura baixa e rosto jovial, foi a designada para representá-la aos 4 anos de idade. Para o papel de seu pai, escolheu uma pessoa do sexo masculino, de estatura mediana, forte e de semblante agradável. Ao escolher o ego-auxiliar que representaria a sua mãe, mostrou certa hesitação.

Olhou algumas vezes para todas as pessoas do grupo, parecia procurar algo. O diretor pediu que Maria pensasse alto (solilóquio). Ela disse que estava procurando alguém com fisionomia de brava, severa. Então, escolheu uma pessoa do sexo feminino, de estatura mediana, magra, com aparência de meia-idade e semblante fechado, sisudo.

Depois de montar o cenário, Maria tomou o seu papel de filha aos 4 anos, assumindo uma postura corporal de fragilidade e medo: cabeça baixa, ombros encolhidos e corpo enrijecido. Em seguida, tomou o papel da mãe e a postura corporal foi de provocar medo: cabeça alta, olhar fixo e fisionomia enraivecida. Depois, tomou o papel do pai e a postura corporal foi de preocupação: sério, cabeça baixa e a testa enrugada. Os egos-auxiliares tomaram os seus respectivos papéis e postura corporal. Por meio da técnica do espelho (a pessoa, de fora da cena, observa a si mesma e aos outros personagens, dando uma visão totalizadora), Maria olhou a cena e disse: "Eu vejo desespero".

O diretor pediu que Maria personificasse o desespero e ela se postou entre o pai e a Maria de 4 anos, ficando de frente e de braços abertos para ela. Depois, Maria concretizou, por meio de um ego-auxiliar, esse sentimento. Vendo novamente, de fora, toda a cena, verbalizou que parecia estar sozinha. Depois, tomou o seu papel na cena e o diretor perguntou-lhe: "Maria de 4 anos, o que ou quem a desespera?"

Maria (4 anos): "Eu sou muito pequena, não posso fazer nada, os outros são grandes e eu sou o foco da..." (*choro*).

Diretor: "Foco de quê?"

Maria (4 anos): "Da raiva da minha mãe".

Diretor: "O que faz você ser o foco da raiva dela?"

Maria de 4 anos ficou em silêncio e, chorando, disse: "Meu pai me dá atenção".

Diretor: "Sua mãe tem ciúme de você com o seu pai?"

Maria de 4 anos gesticulou afirmativamente com a cabeça.

Diretor: "O que significa esse desespero?"

Houve uma pausa reflexiva. Depois, Maria de 4 anos, emocionada, disse: "Medo da minha mãe. Ele me faz correr para o meu pai, pois sou pequena".

Diretor: "O desespero é ruim, mas parece que também a protege".

O diretor proferiu essa observação apontando para o ego-auxiliar no papel de desespero, de braços abertos e voltado para Maria de 4 anos.

Pensativa, Maria de 4 anos respondeu que sim. O diretor indagou sobre o pai e ela disse que queria cuidado e carinho dele. Sobre a sua mãe, revelou que queria distância. Ficou pensativa ao ser questionada se estava magoada, respondendo em seguida: "Eu sou uma bonequinha pra ela. Tudo tem de ser do jeito dela. Ela quer que eu seja uma bonequinha para me apresentar bem ao meu pai, mostrar que ela cuida".

Maria saiu do seu papel aos 4 anos e falou como a Maria atual, de 36 anos: "Ainda me encontro desesperada e em alguns momentos eu sou essa menina". O diretor pediu-lhe que entrasse novamente em seu papel aos 4 anos e falasse com a mãe. Ela ficou em silêncio por um instante e revelou que se sentia culpada em relação à sua mãe.

Diretor: "Você consegue falar com sua mãe?"

Maria (4 anos): "Eu não sou culpada... (*completamente emocionada*) do meu pai cuidar de mim!"

Diretor: "O que mais? O que está preso na sua garganta?"

Maria de 4 anos não respondeu e o diretor perguntou quem poderia ajudá-la. Ela pensou e disse: "Eu mesma... mas com 4 anos não dá".

Diretor: "Então, quem mais pode ajudar?"

Maria de 4 anos pensou e respondeu: "Meu pai".

O diretor acompanhou Maria de 4 anos até junto do pai (ego-auxiliar) e disse: "Aqui está o seu pai. O que você quer dele?" Ela respondeu: "Quando estou perto dele, eu fico protegida".

O diretor questionou Maria de 4 anos sobre o que veio buscar. Ela ficou em silêncio e, chorando, disse: "Ajuda... (*soluçando, se dirigiu ao pai*) Pai, me ajuda! A minha mãe vai... (*o choro aumentou*). Ela vai... me bater. Me protege, estou com muito medo" (*chorando profunda e intensamente*).

Os membros do grupo estavam também muito emocionados e vários choravam, mas todos se mantinham em silêncio continente, acolhedor e respeitoso. O diretor pediu que a protagonista invertesse o papel com seu pai (a técnica da inversão de papel propicia que a pessoa se transforme na outra).

Ego-auxiliar (Maria de 4 anos): "Pai, me ajuda! A minha mãe quer me bater... Estou com muito medo".

Maria no papel do pai ficou calada, olhando para Maria de 4 anos (ego--auxiliar). Depois de um tempo, respirou fundo e disse, como pai: "Não fica assim, eu estou aqui".

Diretor: "Ela está pedindo a sua ajuda, pai, para conversar com a mãe dela".

Maria, no papel do pai, parecia não saber o que falar, o que fazer. Demonstrou hesitação, dificuldade, desaquecimento. Ainda no papel do pai, passou a falar como Maria de 4 anos: "Eu quero a sua ajuda, só isso". O diretor sinalizou que agora ela era o pai e Maria (ego-auxiliar) estava na sua frente. Então, a protagonista disse: "Está difícil, eu saí do papel, né?"

Sobre a dificuldade do protagonista, Moreno (1999, p. 103) ensina que, na ação dramática, ele pode se sentir ameaçado, pois o psicodramatista "não pretende apenas que o paciente 'fale' livremente, mas que apresente, em atos e palavras, seu conflito pessoal. Ele procura, por isso, defender-se, como de um ataque". O psicodramatista, no entanto, deve ser ativo e lutar para conseguir a colaboração do paciente, pois, gradativamente, perceberá que o seu envolvimento e a sua entrega na dramatização têm influência direta em seu processo de cura.

Nesse sentido, o diretor pediu que Maria fechasse os olhos, respirasse fundo e entrasse em contato com o pai que havia dentro dela, explicando que não precisava imitar o pai real, mas apenas deixar surgir espontaneamente seu pai interno. Depois de um tempo, Maria abriu os olhos e o diretor, para certificar-se de quem estava no papel, perguntou: "Quem é você?" Ela respondeu que era o pai de Maria. Então, o diretor dirigiu-se a Maria no papel do pai e indagou: "Pai, sua filha está pedindo a sua ajuda. Você a escutou?"

Maria (como pai): "Sim".

Diretor: "O que você pode fazer? O que você dá conta de fazer, pai?"

Maria no papel de pai ficou em silêncio, por um instante, e depois disse: "Prefiro ficar quieto".

Diretor: "O que faz você ficar quieto?"

Novo silêncio, e Maria como pai respondeu: "Ela está de resguardo".

Diretor: "Maria não quer brigar com a mãe, quer somente conversar, mas, sozinha, não consegue. Ela precisa de sua ajuda".

O diretor inverteu os papéis e Maria de 4 anos disse: "Pai, me ajuda".

Ego-auxiliar (como pai): "Ajudo. Eu te ajudo, minha filha".

Maria de 4 anos, de braços dados com o pai, foi falar com sua mãe. Depois de uma pequena pausa, interpelou-a: "Você não me quer?"

O diretor incentiva-a: "Isso! Fale com ela. Agora você está amparada, não está mais sozinha. Olha só o tamanho desse paizão!"

Maria de 4 anos ficou pensativa, respirou fundo e, chorando, falou: "Eu sou pequenininha... (*suspirou profundamente e disparou a falar*). Você é tão dura! Não me dá carinho, só me dá banho, roupa bonita. Penteia os meus cabelos como você quer, não do jeito que eu gosto. Me apresenta à família toda... (*soluços*). Sua princesinha... você está fingindo (*soluços*). O que foi que eu te fiz?!" (*respirou fundo*)

Diretor: "Disse tudo? Tem algo mais a dizer?"

Maria de 4 anos ficou em silêncio e, olhando para a sua mãe, perguntou: "É por causa do meu pai?"

O diretor inverteu os papéis e Maria tomou o papel de sua mãe. O ego-auxiliar reproduziu a fala da filha e Maria, no papel da mãe, ficou imóvel e em silêncio. Então, o diretor, para verificar se Maria ainda estava no papel da mãe, perguntou-lhe: "Qual o seu nome, mãe?" Maria como mãe respondeu: "Ana" (*nome fictício*).

Diretor: "Então, dona Ana, ouviu sua filha? O que sente por ela?"

(*Silêncio*)

Diretor: "Pense alto. O que está se passando, mãe?"

Maria (como mãe): "Eu não sei".

Diretor: "Sua filha perguntou se é por causa da relação dela com o pai que você a maltrata".

Maria (como mãe): "É possível... (*agora com a voz firme e semblante severo*). Eu preciso cuidar de você porque você é a princesinha do seu pai. Eu estou errada? Eu só quero cuidar de você... Eu só quero o melhor pra você".

Diretor: "Você está se sentindo incompreendida, mãe?"

(*Silêncio*)

Diretor: "Você gosta da Maria, mãe?"

Maria (como mãe): "Ela é minha filha".

Diretor: "Não foi isso o que eu perguntei. Perguntei se você GOSTA dela".

Maria (como mãe): "Gosto".

Diretor: "Quanto?"

Maria (como mãe): "Ela já foi a minha... quinta gravidez em busca de uma menina".

Diretor: "Então, ela foi muito esperada?"

Maria (como mãe): "Pelo pai".

Diretor: "Era um desejo dele e não de vocês?"

Maria (como mãe): "Para mim, era só mais uma gravidez".

Diretor: "O que você está fazendo com essa menina de 4 anos, mãe?"

Maria, no papel da mãe, ficou pensativa e depois disse: "Estou fazendo o que posso. Com tantos filhos e tantos afazeres".

Diretor: "Você a responsabiliza pelas cinco gestações? Essa menina a fez sofrer. É assim, mãe?"

Maria (como mãe): "Sim".

Diretor: "Ela tem de pagar?"

Maria no papel da mãe ficou em silêncio, deu um profundo suspiro e disse: "Ela tomou o meu espaço".

Diretor: "Você tem raiva dela?"

Maria (como mãe): "Não sei qual é o sentimento..."

Diretor: "Quando você vê essa aliança dela com o pai, o que sente?"

Maria (como mãe): "Raiva... por isso, ela só brinca se eu permitir. E ela não pode se sujar. Tem de ficar bonitinha, para quando o pai chegar".

Diretor: "Mas o que você faz para ela ficar sempre bonitinha, quieta?"

Maria, no papel da mãe, ficou pensativa. Parecia estar passando um filme em sua mente. Depois de um tempo, disse: "Bato, grito, belisco".

Diretor: "O que mais você faz para ela ficar quieta?"

Maria (como mãe): "Bato na boca. E ela não pode brincar com meninos. Meninas brincam com meninas e não com meninos. Mas ela não tem meninas para brincar, pois todos os irmãos são homens".

Nesse momento, Maria saiu do papel e disse que não tem essas lembranças, acha que apagou da memória. O diretor voltou-se para Maria no papel da mãe, a fim de aquecê-la novamente para o papel: "Mãe, deixa vir o que está agora dentro de você". Depois de um tempo, Maria no papel da mãe disse: "Ela pode brincar com as bonecas, mas sem se sujar".

Diretor: "Mas ela tem a proteção do pai. Como você faz pra ela não contar?"

Maria (como mãe): "Ela apanha, por isso ela não conta".

Diretor: "Para que você faz isso, mãe?"

Maria (como mãe): "Acho que eu desconto a minha raiva".

Diretor: "Raiva de quê, mãe?"

Maria (como mãe): "Do pai dela... (*suspiro profundo*). Eu sei que ela é minha filha, mas é mais forte do que eu".

Diretor: "Entendo. É mais forte do que você. Não é por mal, você só não consegue controlar. Quer dizer algo a ela?"

Maria (como mãe): "Ela é pequena e não entende".

Diretor: "Mas gostaria de tentar?"

Maria, no papel da mãe, ficou um longo tempo pensativa e em silêncio. Depois, disse em voz baixa: "A culpa não é sua".

A técnica de inversão de papéis permitiu que Maria compreendesse sua mãe e visse outras possibilidades. Segundo Moreno, Blomkvist e Rutzel (2001, p. 42), "quando se invertem os papéis de verdade, há uma mudança de percepção, durante ou após o processo". Para Rubini (1995), no psicodrama, quando o protagonista assume papéis imaginários, correspondentes ou não aos da realidade social, recupera a capacidade de realizar transformações autênticas em sua vida, em suas relações e no meio em que vive.

O diretor inverteu os papéis e a protagonista voltou a ser Maria de 4 anos, de braços dados com seu pai. E ouviu sua mãe.

Ego-auxiliar (como mãe): "A culpa não é sua".

Maria de 4 anos ficou em silêncio e manteve-se pensativa por um longo tempo. Depois, em voz baixa e chorando, disse à sua mãe: "Eu te amo... Eu amo minha mãe. Sei que ela não vai mudar, mas vou continuar gostando dela".

Diretor: "O que você quer da sua mãe?"

Maria (4 anos): "Eu gostaria que ela me tratasse como criança... (*choro*). Me desse amor verdadeiro. Isso eu não tenho".

Diretor: "Isso que você disse para mim, diz agora para a sua mãe. Ela está aqui na sua frente".

Maria de 4 anos ficou pensativa por um tempo, suspirou e disse: "Mãe, eu preciso do seu amor para sobreviver. Eu preciso crescer".

O diretor pediu que Maria olhasse para o desespero (ego-auxiliar) e perguntou-lhe o que queria fazer com ele. Ela o tomou pelo braço e colocou-o para fora da sala. Depois, Maria retomou o papel de sua mãe e o diretor disse-lhe: "Mãe, escuta a sua filhinha de 4 anos".

Ego-auxiliar (como Maria de 4 anos): "Mãe, eu te amo. Eu preciso do seu amor para sobreviver. Eu preciso crescer".

Maria, no papel da mãe, ficou pensativa por um bom tempo e disse: "Eu já a gerei. Era isso que o seu pai queria".

Diretor: "Você fez isso pra ele. E agora, o que você pode fazer pra você e pra sua filha, Maria? Ela quer o seu amor. É possível dar-lhe esse amor, mãe?"

Depois de um tempo, Maria no papel da mãe, sem dizer nada, caminhou em direção à sua filha (ego-auxiliar) e abraçou-a, deu um profundo suspiro e deixou vir um choro que parecia sair do fundo da alma. As duas ficaram abraçadas por um longo tempo. O diretor permaneceu perto e disse à mãe que ela não tinha culpa. Nesse momento, ela suspirou fundo novamente e chorou com mais intensidade.

Após uma pequena pausa, Maria no papel da mãe disse, muito emocionada: "Me perdoa? (*soluço*) Me perdoa? Eu te amo, minha filha".

Espontaneamente, Maria no papel da mãe passou a acariciar os cabelos de sua filha (ego-auxiliar), e seus corpos juntos passaram a um balanço suave e carinhoso, como um ninar.

Depois de um tempo, elas se despediram. Maria retomou o seu papel aos 4 anos e ouviu sua mãe (ego-auxiliar). Quando a ouviu, chorou intensamente, aos soluços. Passado um instante, ainda chorando, disse: "Eu também te amo".

Diretor: "Você consegue perdoar a mamãe?"

Maria (4 anos): "Sim".

Maria de 4 anos chorou intensamente e, embora demonstrasse desejar muito falar algo, não conseguia, pois os soluços não permitiam. Depois de um tempo, respirou fundo e disse: "Preciso de você... Eu te perdoo. Perdoo. Eu te perdoo".

Maria tossiu, soluçou e respirou fundo. Parecia aliviada. O diretor perguntou se queria falar algo mais. Ela olhou para o seu pai (ego-auxiliar) e disse: "Pai, te amo tanto! Você é o meu herói. É você que me sustenta, que me dá força..."

O diretor pediu que Maria fechasse a cena como quisesse e ela abraçou a mãe e o pai (egos-auxiliares), ao mesmo tempo. Os três ficaram, por um instante, abraçados e bem juntinhos. O diretor perguntou qual Maria estava ali e ela respondeu que agora era a Maria de 36 anos, mas sentiu-se diferente, resgatada. O diretor encerrou a dramatização e depois outras pessoas compartilharam com Maria as suas dores.

Maria finalizou o compartilhamento dizendo: "Estou bem. É muito bom ouvir os depoimentos, pois você percebe que não está só. Eu precisava deixar aquela menina lá. Até porque hoje tenho os meus filhos e repeti com eles muitas coisas que a minha mãe fez comigo. Sou muito insegura em tudo. Pra tudo que vou fazer preciso da opinião de alguém. Hoje, estou tentando desconstruir isso. Acredito que esta oportunidade, aqui, hoje, fará diferença. Obrigada. Agradeço a todos vocês".

O diretor finalizou dizendo que Maria, ao se colocar no lugar de sua mãe, na sua pele, verdadeiramente pôde compreendê-la, ressignificar o papel interno estereotipado da mãe e, assim, perdoá-la e perdoar a si mesma. Esse psicodrama público possibilitou a Maria construir novos sentidos, dar novos significados à sua vida. De acordo com Massaro (1996), a transformação se dá na própria consciência, já que esta se dá no próprio ato.

Referências bibliográficas

Alves, L. F. R. "O protagonista e o tema protagônico". In: Almeida, W. C. (org.). *Grupos: a proposta do psicodrama*. São Paulo: Ágora, 1999, p. 89-100.

Alves, S. *A psicologia social de J. L. Moreno*. (Dissertação). Mestrado em Psicologia Social. Goiânia: Pontifícia Universidade Católica de Goiás, 2008, p. 122.

Davoli, C. "Aquecimento: caminhos para a dramatização". *Revista Brasileira de Psicodrama*, São Paulo, v. 5, n. 1, 1997, p. 51-61.

Massaro, G. *Esboço para uma teoria da cena: propostas de ação para diferentes dinâmicas*. São Paulo: Ágora, 1996.

Moreno, J. L. *Psicodrama*. São Paulo: Cultrix, 1993.

_______. *Psicoterapia de grupo e psicodrama*. Campinas: Livro Pleno, 1999.

Moreno, Z. T.; Blomkvist, L. D.; Rutzel,T. *A realidade suplementar e a arte de curar*. São Paulo: Ágora, 2001.

Perazzo, S. *Psicodrama: o forro e o avesso*. São Paulo: Ágora, 2010.

Rubini, C. J. "O conceito de papel no psicodrama". *Revista Brasileira de Psicodrama*, São Paulo, v. 3, n. 1, 1995, p. 45-62.

7. Preço e/ou apreço – Jornal vivo como dispositivo ou contradispositivo?

Mariângela Pinto da Fonseca Wechsler

"[...] e as vozes que chegam devagar, inofensivas como o vento,
são piores que serpentes do mar [...]"
"Peguei uma nota de um real e fiz um buquê de flores ao redor [...]"

Conversa com o leitor

Convidamos à leitura de um jornal vivo produzido no dia 1º de dezembro de 2012[1] no Centro Cultural São Paulo e, posteriormente, às suas reflexões. A escolha deste trabalho para discussão neste livro se deu pelo fato de propiciar reflexões acerca de articulações entre o referencial filosófico-teórico-metodológico de J. L. Moreno (1889-1974) e alguns conceitos produzidos pelo filósofo italiano contemporâneo Agamben (1942-), com suas raízes no pensamento foucaultiano e, menos explicitamente, no pensamento espinosista.

Agradecemos a todos os atores sociais envolvidos, sobretudo à equipe de egos-auxiliares que nos acompanhou. Um agradecimento especial ao filósofo e amigo Emílio Terron, que se envolveu na filmagem do trabalho e nos enriqueceu com suas aulas de filosofia[2]. Mais um agradecimento especial à Camila Young, psicodramatista, mestra em Psicologia Social e minha supervisionanda. Ela contribuiu prontamente com seu olhar espinosista e moreniano.

1. Direção e metadireção: Mariângela Pinto da Fonseca Wechsler; egos-auxiliares (alunas formandas em 2012 do DPSedes – Psicodrama no foco socioeducacional: Cíntia Bertoncini; Gabriella Bergamo; Maria Paula Kikugawa (diretora do compartilhar); Maíra Medeiros (diretora do aquecimento inespecífico); Patrícia Franco.
2. Professor de Filosofia no centro de relacionamento Daimon, coordenado por José Fonseca Filho desde 2011, e professor no Espaço Ágora Cidadania (consultório da autora) desde 2012.

Acontecimento sociodramático

Primeiro ato: aquecimento inespecífico; direção: Maíra Medeiros

Cena 1: Apresentação da equipe dirigente – diretora e equipe de egos--auxiliares. Foram produzidas imagens corporais pela equipe de egos-auxiliares, que nos contaram, de forma analógica, sobre suas expectativas e disponibilidades: alegria, abertura, compaixão etc.

Cena 2: Apresentação do público. Aquecimento corporal, mapeamento grupal usando recortes identitários[3] seguido de jogo de cenas corporais com coro grego e ressonâncias. Iniciamos com 16 participantes e terminamos com 30. Um número atípico, pois o Centro Cultural está em reforma e as mudanças, sobretudo de sala, acabam atrapalhando a população já acostumada com o cotidiano aos sábados. A maioria nasceu no estado de São Paulo e o grupo dominante já havia participado dos trabalhos no Centro Cultural (os eventuais e os assíduos). As comunicações sobre o projeto foram:

A sequência é muito importante; Toda vez é diferente; Sabe-se como começa, mas não como termina; Aí fora é uma pedrada na sua cabeça, aqui dá uma restauradinha; Aqui começou como um embrião para as pessoas partilharem o que pensam e vivem e agora está se tornando adulto; Eu melhorei muito depois que comecei a vir aqui, há três anos, e cheguei à conclusão de que eu tinha de fazer minha vida sozinha – em janeiro estou mudando para um apartamento para morar sozinha; O resgate da espontaneidade perdida na infância; Mais liberdade de fazer gestos, de me comunicar com meu corpo e o gesto ganha vida; O corpo e a palavra ficam mais soltos; A experiência, embora pessoal, é bem coletiva; No dia a dia eu não consigo pensar muito, aqui eu tenho uma forma de olhar interiormente.

A metadiretora (Mariângela) pede à equipe de egos-auxiliares que faça uma escultura fluida sobre as ressonâncias do que foi falado. Muito bonita! Os gestos contam da poesia, da magia, da alegria, do pulsar quando se renasce *junto.* Pede que cada um reconheça como está naquele momento e mostre com um gesto a alguém do lado, depois pede para inverter o papel. Finaliza pedindo que se despeçam da dupla, passeiem pela sala e observem as revistas, os jornais e as manchetes expostas no chão.

– Quais manchetes mais lhes arrebataram? Podem escrever uma se não houver nenhuma que lhes chame a atenção.

3. Recortes identitários foi o nome dado por Anna Knobel no artigo "Estratégias de direção grupal", na *Revista da Febrap*, v. I, fascículo 1, 1996, em que os critérios dados pelo diretor e grupo estão a serviço de um reconhecimento grupal.

Segundo ato: aquecimento específico para o tema

Cena 1: Galeria de revistas, jornais e artigos.

Cena 2: Escolha de manchetes pelos participantes: *Acho que meus netos se ferraram; Personalidade na vida; Força de vontade; Espaço urbano; Quanto você vale?; A força dos ventos (amor); Inovação e pesquisa; Carga tributária e políticas públicas; Depressão: Promessa de cura; Pinheirinho: As razões da tragédia; Maconha; O que os bares de SP querem?; Álcool e outras drogas; Quer mudar o mundo? pergunte-me como.*

Cena 3: Divisão dos grupos/temas escolhidos e compartilhamento a fim de escolher/ou cocriar uma manchete do grupo. Eram quatro grupos: 1) *Espaços urbanos* (três pessoas); 2) *Álcool e drogas* (duas pessoas); 3) *Questões sociais* (cinco pessoas); e 4) *Questões individuais* (oito pessoas).

Cena 4: Representantes grupais com suas manchetes: 1) *A terra é nossa;* 2) *Maconha, novas políticas públicas para não infringir os direitos humanos*; 3) *Preço ou apreço*; 4) *Construir o futuro com base em meus valores em relação.*

Cena 5: Escolha da manchete do dia – emergente grupal: *Preço ou apreço.*

Terceiro ato: dramatização – Aquecimento específico para o personagem

Escolha dos personagens e construção do cenário: mídia (TV), mídia neutra, povo que não pensa e é consumista, povo que pensa (*elite pensante?*). Os personagens, atores da TV, a seguir se comunicam espontaneamente com os telespectadores (também personagens) em casa. A diretora dá o "start" e comunica à plateia que, durante a dramatização, poderia criar um novo personagem e entrar em cena, contudo precisaria pedir permissão.

Mídia encarnando o *showman*: "Pessoal, eu quero falar pra vocês, hoje, aqui, nós estamos no mês de dezembro, tá todo mundo muito contente, férias, verão, e mais esse sorriso nos lábios, eu sei... esse 13º, mais possibilidades de passeios, desejos realizados. Vamos fazer a coisa acontecer, com cuidado com o sol, com a chuva, enchentes... Vamos fazer deste final de ano o melhor que podemos, do jeito que a gente conseguir e com todas as ferramentas que temos. Isso que eu quero de vocês! Bom começo!"

Mídia neutra: "[...] e as vozes que chegam devagar, inofensivas como o vento, são piores que serpentes do mar..."

Povo consumidor: "Que legal esse programa! Mas queria propaganda de televisão para eu consumir meu 13º salário em 48 vezes, e até um programinha do capeta não faz mal a ninguém. Queria uma geladeira mais moderna, um carro popular..."

Mídia: "Extra, extra! O congestionamento está maior este ano! A av. 23 de Maio está congestionada agora a partir de Congonhas; o motivo é que a 25 de Março está congestionada, vai funcionar até as 22h no sábado e no domingo até as 17h, e iniciar o atendimento mais cedo, às 7h. É pra você ter mais tempo pra olhar o que quer".

Povo que pensa: "Oi, gente, eu tô tão feliz hoje, andei na Praça da Sé, no centro da cidade. Não vi nenhum morador de rua, todas as pessoas bonitas, limpas, todas as crianças que estavam na rua foram pra um abrigo. Isso *é o* apreço que nós precisamos para a cidade de São Paulo. Eu queria falar sobre o comprar, comprar... Isso vai te fazer mais feliz? Por quê?"

Mídia: "Telespectador, comprar vai te fazer mais feliz; esta TV é da elite, quer ser mais inteligente? Quer ser elite? Compre esta TV, tem internet".

Povo consumidor: "Será que eu sou mesmo (elite), não tô me sentindo tão assim..."

Povo que pensa: "Quem disse que a elite é feliz?"

Povo consumidor: "Me sinto complexado. Ele falou que se eu comprasse esta TV – eu vejo as pessoas comprando carros bonitos –, talvez eu me sentisse melhor, em 82 pagamentos".

A diretora pede para inverter os papéis – povo consumidor e povo que pensa:

Povo consumidor: "Eu tô confuso porque acho que se eu tiver coisas eu vou ser uma elite; elite pra mim é sinônimo de felicidade".

Povo que pensa: "Eu acho que você deveria esquecer um pouco essas coisas e ir ver filmes de arte, concertos na sala São Paulo – tem coisas interessantes. Consumo é um artifício que não te leva a nada, você compra uma coisa e vai querer outra, outra... Programas culturais vão te enriquecer – não filme americano, que é outra baboseira, mas na avenida Paulista você encontra filmes de arte, coisas interessantes".

A diretora pede para cada um voltar ao seu papel:

Povo que pensa: "Consumir não é o que vai te fazer feliz... *é só ter...*"

Povo consumidor: "Mas eu acho legal uma TV, um carro desses populares... eu gosto de consumir".

Mídia: "Boa noite, o *Jornal Nacional* começa agora. Vou mostrar pra vocês como é que devem pensar, um mundo que nós pensamos bom para vocês. Boa noite, o *Jornal Nacional* termina agora".

Mídia como Papai Noel fumando maconha: "Eu quero sair daqui, tô ficando gordo demais aqui dentro dessa TV, essa caixa está me prendendo. Eu tenho muitos presentes pra distribuir, tô a fim de sair da TV. A minha vida é falar pra vocês, criaturinhas de Deus; aqui tem muitos presentes pra vocês, é só vocês escolherem que papai e mamãe podem pagar em dez, 15, 20 ou 30 vezes, o próprio sonho de consumo!"

Da plateia surge um novo personagem – o Pastor –, e a diretora o coloca em cena: "Estamos começando nosso programa, o *Vigésima Décima Hora*! A Igreja Elite já está salvando muitos, graças a este aparelho milagroso. Aquele irmão estava perdido, completamente perdido. Quando ele recebeu a santa televisão, estava desempregado. Aleluia, aleluia! Esta é a melhor igreja!"

A diretora pede que retornem aos personagens – povo consumidor e povo que pensa – e instrui os membros da plateia que desejam participar das falas desses personagens (incluindo o que apareceu na TV, no programa *Jornal Nacional,* Papai Noel e Pastor) para ficarem perto dos personagens.

Povo consumidor: "Trabalhei o ano todo e quero dar coisas ao meu filho".

Povo que pensa: "O que vai conseguir com tudo isso?"

A diretora tira de cena o povo consumidor, pede que tomem distância (técnica do espelho) e pergunta o que veem e para onde acham que a cena vai.

Povo consumidor (*afastados*): "Não vai chegar a lugar algum, eles querem comprar e ser felizes".

A diretora pergunta o que é felicidade para os personagens da cena. As respostas são: *Liberdade; Poder dormir em paz; Saúde psíquica e física; Viver em paz/harmonia com os filhos; Novas experiências; Viver com o próprio sofrimento sabendo que o mau pensamento é uma arma letal; Morrer em paz; Viver no aqui e agora.*

Após colocar cadeiras no cenário que representam o que nomearam sobre felicidade (*feliz cidade*), a diretora convida as pessoas para sentarem-se nelas e falar daquele lugar, fazendo algumas intervenções. A seguir a sucessão de cenas:

- Uma pessoa senta na cadeira "Viver em paz/harmonia com os filhos". A direção chama um ego-auxiliar para ser o filho e depois convida a pessoa para tomar o papel do filho e responder. A conversa gira em torno de um perdoar o outro.
- Uma pessoa senta na cadeira "Novas experiências" e fala a si mesma: "Quero poder ser feliz com meu corpo, com as coisas que faço, com as novas experiências".
- Uma pessoa senta na cadeira "Viver no aqui e agora" e fala a si mesma (um ego-auxiliar no seu lugar): "Não viva no passado ou no futuro e escute o sábio que está dentro de você".

- Outra pessoa ocupa também a cadeira "Viver no aqui e agora" e canta "É preciso saber viver" e todos a acompanham.
- Outra pessoa senta na cadeira "Morrer em paz" e diz a si mesma (ego-auxiliar): "Olhe o quanto a morte está presente na sua vida; não deixe que só a morte preencha seu dia a dia".
- Uma pessoa senta-se em três cadeiras: "Liberdade", "Viver no aqui e agora" e "Novas experiências", dizendo: "Quero construir, olhar para mim, me ver e não dar importância às coisas externas".

Para finalizar, a diretora solicita a todos que fechem os olhos, identifiquem o que ficou mais forte e se perguntem: "O que vou levar daqui hoje?" Pede para guardarem a resposta num lugar do corpo e para despedirem-se daquele contexto para em seguida sentarem em círculo e compartilhar.

Quarto ato: compartilhar; direção: Maria Paula Kikugawa

A diretora desse momento pede às pessoas do grupo que iniciem o compartilhar: *Peguei uma nota de um real e fiz um buquê de flores ao redor; Apreço é o que é importante, viver no aqui e agora; A vida da gente não é do jeito que gostaríamos que fosse, mas hoje eu faço minha vida com minhas escolhas e não mais com as escolhas da minha mãe – fica um sentimento de renascimento; Como eu consigo impactar tão pouco na vida dos outros? Saio frustrado com essa constatação, mas em paz porque não sou Deus; Quero ser desafiado, isso me dá vida. Saio satisfeito pelo desafio hoje; O arrebatar da morte, como é bom estar vivo!; Levo a tolerância, as pessoas se abrem, mostram suas fragilidades e compartilham (quem veio pela primeira vez); Preço e apreço – valor e consideração; fico feliz por fazer parte disso; Gostei de ter trazido a morte – vida e morte nas relações, sentimento de rasgar, espaço para a agressividade; Morte: matar e morrer para novas mudanças e possibilidades aparecerem – minha mãe morreu há 30 dias e passei a cuidar de plantas; "Morte" no nosso grupo de supervisão no DPSedes que está se encerrando; Atravessamento da morte, da finitude e resgate da potência daquilo que faz sentido na vida.*

Em seguida, a diretora pede que todos se levantem, fiquem de mãos dadas, em círculo, e que cada pessoa saia dele dizendo uma palavra que lhe venha à cabeça. Então ouvimos: *alegria, liberdade, amor incondicional, esperança, vida, renascimento, ressurgindo das cinzas etc.* Assim nos despedimos.

Reflexões/articulações baseadas na prática

Discutir sobre esse jornal vivo no Centro Cultural nos dá pistas sobre aprendizagens de várias ordens que engendram a dialética coletivo-singular, social-subjetivo, corpo-mente, buscando novos processos de subjetivação com base no encontro das subjetividades presentes naquele espaço.

Para Moreno, como todos já sabem, a equipe de pesquisadores – diretor e seus egos-auxiliares – faz parte do campo de pesquisa e, dessa maneira, inclui nele suas subjetividades a serviço de um distanciamento reflexivo que facilita as tomadas de decisões sobre os encaminhamentos do trabalho (Wechsler, 2007). Podemos nomeá-lo, da perspectiva do método, como já citamos, de jornal vivo, uma modalidade sociodramática que foca as questões coletivas. No entanto, neste trabalho também focamos as questões privadas, quando sugerimos que os sujeitos da plateia ocupassem as cadeiras que representavam a felicidade e pudemos trabalhar pequenas vinhetas de seus mundos privados. Iniciamos com um jornal vivo, baseados no *socius*, e finalizamos com um psicodrama, o drama do indivíduo. Assim, nomearemos o método vivenciado como um *psicossociodrama*. Os métodos socionômicos, por excelência, se engendram em um movimento dialético. Quando olho o coletivo, supero o singular e quando olho o singular supero o coletivo; contudo, não posso compreendê-los separadamente.

Moreno (1985), com seu pressuposto de homem relacional, espontâneo e criativo, corresponsável pelos seus atos, tanto nas relações privadas que demandam intimidade como nas relações sociais que engendram cidadania, nos abre portas para o entendimento das centelhas divinas que se atualizam no aqui e agora, momento que traduz o *locus*, o *status nascendi* e a *matrix*[4] do conflito protagônico.

Pensamos que essas "centelhas divinas" tendem a unificar ser e ação pelo jogo – aqui estamos dando a conotação de *jogo* a todos os métodos socionômicos, enfatizando sua vinculação com o sagrado e, sobretudo, dando aberturas, pelos caminhos que sulca, à passagem do sagrado ao profano. As centelhas divinas guiam e são guiadas, ao mesmo tempo, pela imanência que fertiliza o processo de uma sessão socionômica. Imanência é perseguir a natureza dos *acontecimentos* – atos da peça coconstruída – e o que deles precipitou como necessidade de ser visível, traduzindo tanto o dizível quanto o indizível. Nossos personagens do terceiro ato nasceram dessa necessidade, aqui desenhada como imanente ao processo, sugerindo um conflito protagônico, uma necessidade de expressão do dizível e do indizível que apontou para os efeitos da contradição entre dois desejos que aparente-

4. *Locus*, *status nascendi* e *matrix* podem ser definidos como o lugar em que se estabelece o conflito, o momento em que se deu e suas raízes. Para consulta, sugerimos o livro de Mariângela P. da Fonseca Wechsler, *Relações entre afetividade e cognição – De Moreno a Piaget* (1998).

mente se sobrepõem: o que se configura no campo da matéria – *preço* – e o que se funda no universo dos sentidos – *apreço* –, traduzindo rupturas indizíveis, cesuras históricas que tentaremos explicitar.

Segundo Agamben, as singularidades – os sujeitos – se precipitam na relação entre os *seres viventes* (substâncias) e os *dispositivos*. Os últimos são, para ele, semeados pelo pensamento foucaultiano: "um conjunto de práticas e mecanismos, linguísticos e não linguísticos, jurídicos, técnicos e militares, que tem o objetivo de fazer frente a uma urgência e de obter um efeito mais ou menos imediato" (Agamben, 2009, p. 35). Seria o pensar e agir por meio da reprodução do que é posto socialmente. No entanto, Agamben nos orienta a pensar sobre qual estratégia de pensamento ou práxis e em qual contexto histórico o termo "moderno" teve origem. Dessa forma, ilumina a compreensão do termo latino *dispositio* baseada na genealogia teológica – nos primeiros séculos da história da Igreja, o termo grego *oikonomia* desempenhou na teologia uma função decisiva. *Oikonomia* significa, em grego, a administração do *oikos*, da casa, o conjunto de regras que orientam tal administração, gestão. Assim, se funda o logos teológico, onde Deus é uno quanto ao seu Ser e à sua substância, mas é tríplice (santíssima trindade) quanto à sua *oikonomia*, ou seja, ao modo como administra sua casa, sua vida e o mundo que criou. Dessa maneira, se instaura a distinção entre um discurso ou logos teológico e um logos da "economia divina", e "a oikonomia torna-se assim o dispositivo mediante o qual o dogma trinitário e a ideia de um governo divino providencial do mundo foram introduzidos na fé cristã" (Agamben, 2009, p. 37), desenhando a cesura que separa em Deus ser e ação, ontologia e práxis. A criação da Igreja do Deus no céu e Deus na terra, aquele que tudo vê, controla e pune (vigiar e punir).

Agamben (2009, p. 37-8) finaliza dizendo:

> A ação (a economia, mas também a política) não tem nenhum fundamento no ser: esta esquizofrenia que a doutrina teológica da oikonomia deixa como herança à cultura ocidental [...]. Os dispositivos [...] podem ser de alguma maneira reconduzidos à fratura que divide e, ao mesmo tempo, articula em Deus ser e práxis, a natureza ou essência e a operação por meio da qual ele administra e governa o mundo das criaturas. O termo dispositivo nomeia aquilo em que e por meio do qual se realiza uma pura atividade de governo sem nenhum fundamento no ser. Por isso os dispositivos devem sempre implicar um processo de subjetivação, isto é, devem produzir o seu sujeito.

Nossos psicodramas públicos têm uma grande responsabilidade quanto à produção de modos de subjetivação, ou seja, de saberes e poderes veiculados pelos dispositivos. Como sair da armadilha sem cair na ingenuidade fundada na possibilidade de destruição dos dispositivos ou na ideia de usá-los de modo correto?

Para Agamben (2009, p. 45), a estratégia a ser usada no "corpo a corpo" trata de liberar o que foi capturado e separado por meio dos dispositivos e restituí-lo a um possível uso comum – *a profanação*:

> Se consagrar (*sacrare*) era o termo que designava a saída das coisas da esfera do direito humano, profanar significava, ao contrário, restituir ao livre uso dos homens [...]. O dispositivo que realiza e regula a separação é o sacrifício [...] a profanação é o contradispositivo que restitui ao uso comum aquilo que o sacrifício tinha separado e dividido.

Ele complementa, em seu livro *Profanações* (Agamben, 2007, p. 66), que o dispositivo que realiza e regula a separação é o sacrifício, por meio de uma série de rituais minuciosos: "O que foi separado ritualmente pode ser restituído, mediante o rito, à esfera profana". Acrescenta que o jogo, tão caro a nós, psicodramatistas, por estar estreitamente vinculado à esfera do sagrado, pode permitir tal passagem do sagrado ao profano:

> [...] o jogo não *só provém da esfera do sagrado, mas também, de algum modo, representa a sua inversão. A potência do ato sagrado* [...] reside na conjunção do mito que narra a história com o rito que a reproduz e a põe em cena. O jogo quebra essa unidade: como *ludus*, ou jogo de ação, faz desaparecer o mito e conserva o rito; como *jocus*, ou jogo de palavras, ele cancela o rito e deixa sobreviver o mito. Se o sagrado pode ser definido através da unidade consubstancial entre mito e rito, poderíamos dizer que há jogo quando apenas metade da operação sagrada é realizada, traduzindo só o mito em palavras e só o rito em ações. Isso significa que o jogo libera e desvia a humanidade da esfera do sagrado. (Agamben, 2007, p. 67)

De que sacrifícios estamos falando quando nos propomos a discutir o jornal vivo cocriado no dia 1º de dezembro de 2012, no Centro Cultural? Quais as separações entre ser e ação provenientes da cesura efetuada pelos dispositivos? Quais dispositivos identificamos no encontro que relatamos? Quais contradispositivos usamos? A serviço de quais processos de subjetivação? Essas são as perguntas que nos orientarão neste momento da discussão.

Podemos dizer que a manchete – Preço ou apreço – já nos conta sobre os modos de subjetivação atualizados no momento e, dessa maneira, frutos de dispositivos que modelam corpos e almas. Nesse contexto natalino, numa sociedade capitalista, nada mais comum, da perspectiva do desejo do homem, que comprar presentes, bens materiais e desejar felicidade. Se os dispositivos efetuam a cesura, de que estamos falando? Podemos pontuar a primeira: preço *ou* apreço, como se já nos contasse da separação entre coisa material e imaterial, entre os desejos do corpo e os da alma, a cesura proveniente da própria genealogia teológica. Quantos sacrifícios para a continuidade da coerência que esse processo transcendente pede! No entanto, produzimos imanência!

O conflito protagônico (coletivo), no cenário dramático, girava ao redor da questão da consciência *versus* a não consciência da manipulação da mídia e com base nas falas dos personagens que esgotaram a ação dos dispositivos e seus poderes – o ver de fora, a distância (correlato à técnica do espelho) permitiu outra consciência e um *e* pôde ser integrado: "Quero comprar algumas coisas, por quê não? E também quero felicidade". Com isso, outras necessidades singulares apareceram: perdoar-se, conviver com o corpo, com a morte, com limites, experienciar o *aqui e o agora*. Traduzindo os conteúdos importantes já esboçados pelas outras manchetes do grupo e incluídos na escolhida – *Preço ou apreço* –, há a importância da construção de valores que orientam nossas vidas, nosso futuro; nossa responsabilidade diante da nossa vida e do nosso planeta; o poder dos dispositivos que legalizam os direitos humanos (maconha, por exemplo). Podemos dizer que as ações unificadas ao ser pela imanência surgiram e as profanações se atualizaram, ou seja, o direito *que restitui ao uso comum aquilo que o sacrifício tinha separado e dividido*.

Nosso jornal vivo, naquilo que tem de *ludus* (jogo de ação), tendeu a possibilitar aos seus integrantes a vivência da restituição ao uso comum daquilo que o sacrifício tinha separado e dividido, uma vez que possibilitou a passagem do sagrado ao profano? Pensamos que sim, pois permitiu visibilidade ao dispositivo mídia, aos poderes que ele veicula, às necessidades materiais, já separadas em classes pelo sistema capitalista, e às imateriais – aos seus agentes e destinatários, veiculando um processo de subjetivação no qual os sujeitos ativos coconstroem sentidos singulares, unificando ontologia *e* práxis, ser e ação. Denunciamos as contradições e ideologias que perpassam a existência humana e facilitamos as escolhas singulares transformadoras e não reprodutoras da realidade. Denunciar ou refletir a existência dos dispositivos para que de fato considere-se a escolha é fundamental, diferente do que presenciamos no cotidiano, pois não há escolha e sim a manutenção da contradição, do poder e do controle.

Ora, será que nosso método permitiu que os jogos voltassem à sua vocação puramente profana, atualizando uma tarefa política, saindo da esfera dos jogos de massa e de simplesmente fazerem parte de uma nova liturgia? Acreditamos que sim!

Se pontuarmos nossa compreensão sobre o quanto as articulações entre o pressuposto de homem moreniano, sua teoria e sua metodologia facilitam a unificação entre ser e ação, diremos que as centelhas divinas, em vez de referendar a separação entre o *logos teológico* e o *logos da economia divina*, unificam ser e ação em Deus e assemelham os homens aos deuses, baseados na profanação que o jogo propicia. Assim, poderíamos, então, falar que nossa práxis teria o valor de um contradispositivo? Propiciaria a liberação do que foi capturado e separado por meio dos dispositivos? Nosso jornal vivo mostrou que é possível, e poderemos complementar, ainda, que a *realidade suplementar*[5] que devolve ao sujeito o que lhe era de direito e lhe foi negado seria mais um componente da nossa práxis que referenda essa ideia. No nosso trabalho, o que mais se aproximou desse conceito – embora não identifiquemos sua atualização como método, mas sim como princípio – foi o momento em que a diretora propôs aos que se sentaram nas cadeiras que trabalhassem com seus fragmentos, o que também ocorreu quando sugeriu ao pai poder falar para o filho o que lhe faria feliz, colocando-o no papel do filho, posteriormente, para escutá-lo. No compartilhar, essa possibilidade de vivência que o contexto dramático propõe – a restauração da unificação entre ser e ação – pôde ser percebida pela fala do sujeito: "Como eu consigo impactar tão pouco na vida dos outros? Saio frustrado com essa constatação, mas em paz porque não sou Deus" (aqui, leia-se o Deus onipotente e onipresente, que tudo vê e fiscaliza, o Deus separado da Sua potência de administrar Sua casa).

O que de mais contemporâneo, no sentido de trazer à luz o que estava obscuro, poderia ser se não o que produzimos? Agamben (2009, p. 72) acrescenta:

> Isso significa que o contemporâneo não é apenas aquele que, percebendo o escuro no presente, nele apreende a resoluta luz; é também aquele que, dividindo e interpolando o tempo, está à altura de transformá-lo e de colocá-lo em relação com os outros tempos, de nele ler de modo inédito a história, de "citá-la" segundo uma necessidade que não provém de maneira nenhuma do seu livre-arbítrio, mas de uma exigência à qual ele não pode responder.

Dessa maneira, compreendemos que as articulações entre o pressuposto de homem moreniano, sua teoria e sua metodologia estão a serviço da transformação e da corresponsabilidade no resgate da unificação entre o ser e a ação, facilitando o aparecimento, no contexto dramático, das contradições que impedem essa unificação, tornando-as mais conscientes e passíveis de ser pensadas. Essa tentativa de unificação entre ser e ação nos conta sobre um *ser em devir*, reatualizando o que é significativo no processo de constituição do sujeito, uma vez que *o aqui e agora* traz consigo a história do sujeito, permitindo ressignificações. Nesse processo, as relações sociais, culturais e políticas desempenham grande autoridade, pois respondem pelos modos de subjetivação, uma vez que são atravessadas pelos dispositivos, os quais podem ser enfrentados pelos contradispositivos, facilitando a emergência de outros modos de subjetivação. Consideramos que os métodos so-

5. Realidade suplementar é um conceito muito caro a nós, psicodramatistas que atualizamos o método. Para aprofundamento, ver livro de Zerka T. Moreno *et al. A realidade suplementar e a arte de curar* (2001).

cionômicos podem exercer a função de contradispositivos, facilitando a superação das cisões construídas socialmente a serviço de interesses dominantes.

Nossos psicodramas públicos podem ter o poder de resgatar a potência de vida, mesmo com ela revestida de potência de ser e de não ser, num contexto em que a magia e a alegria possam contagiar a convivência dos cidadãos, desenhando um novo cenário público e uma nova comunidade onde "a amizade é a condivisão que precede toda divisão, porque aquilo que há para repartir é o próprio fato de existir, a própria vida. E é essa partilha sem objeto, esse com-sentir originário que constitui a política" (Agamben, 2009, p. 92).

Considerações finais

O método socionômico vivenciado no Centro Cultural, o jornal vivo, ao ser orientado pela alegria, pela magia infantil, pelo jogo que, ao profanar, recupera a integração entre ser e ação atualizando um sentido político, pode ser considerado, dessa maneira, um contradispositivo. Recuperar a integração entre ser e ação é falar sobre um pensamento imanente, aquele em que o *logos*[6] (razão) coincide com a *physis*[7] (natureza), quando não impregnado da *doxa*[8] (opinião). Nosso jornal vivo, ao levar em conta o que aconteceu no processo de coconstrução dos atos e das cenas, pode ser compreendido por esse contradispositivo que favoreceu a tomada de consciência das opiniões (*doxa*) veiculadas pela mídia, permitindo que as ações fossem guiadas pela natureza, pela essência em movimento de cada um, desenhando sentidos.

Espinosa (1632-1677) é o pensador protagonista dessa imanência, reatualizando, no século XVII, o que os pensadores da Grécia Antiga – como Heráclito – já diziam no século VI a.C. Imanência, pois Deus é a única substância existente e nós, centelhas, somos modificações dela, não existindo separação entre Deus e homem. Dessa maneira, a causa e o efeito das ações são interdependentes, permitindo ao sujeito se reconhecer naquilo que produz, fazendo da vida um processo de recriação, de movimento, fluxo contínuo e, dessa forma, muito distante da transcendência, em que há uma ilusão de causa final que coloca "fora" de si a responsabilidade pelos efeitos das ações desempenhadas. Nesse sentido, Espinosa é o filósofo da afirmação, concebendo a vida como a estética da existência, obra de arte viva, corpo e mente com o mesmo *status* de importância.

6. *Logos*: tornou-se um termo técnico em filosofia, usado primeiramente por Heráclito (cerca de 535-475 a.C.), que o constituiu para expressar um princípio de ordem e de conhecimento.

7. *Physis*: segundo os filósofos pré-socráticos, é a matéria, o fundamento eterno de todas as coisas, conferindo unidade e permanência ao Universo, que na sua aparência é múltiplo, mutável e transitório.

8. *Doxa*: é uma palavra grega que significa crença comum ou opinião popular. Utilizada pelos retóricos gregos como ferramenta para formação de argumentos por opiniões comuns (em oposição ao saber verdadeiro, *episteme*).

Parece que o pensamento de Agamben recortado para este texto também tem suas raízes em Espinosa, na medida em que a referida separação entre ser e ação é correlata à ilusão de separação entre causa e efeito.

O corpo filosófico-teórico-metodológico moreniano, tal como foi vivenciado pelo nosso jornal vivo aqui apresentado, também tece as mesmas premissas, visto que o jogo, ao profanar, recupera a identidade com o sagrado que une ser e ação e é o próprio contradispositivo, fazendo das centelhas divinas a espontaneidade de um processo criador: causa e efeito como partes indissociáveis de um único processo, resultando num sujeito corresponsável por seus atos, ator e autor de seus próprios caminhos, escolhendo seus *preços-apreços*.

Referências bibliográficas

Agamben, G. *Profanações*. São Paulo: Boitempo, 2007.

______. *O que é contemporâneo? e outros ensaios*. Chapecó: Argos, 2009.

Espinosa, B. de. *Ética*. 3. ed. Belo Horizonte: Autêntica, 2010.

Moreno, J. L. *Psicodrama*. São Paulo: Cultrix, 1985.

Moreno, Z. T. *et al*. *A realidade suplementar e a arte de curar*. São Paulo: Ágora, 2001.

Wechsler, M. P. F. *Relações entre afetividade e cognição – De Moreno a Piaget*. São Paulo: Annablume/Fapesp, 1998.

______. "Pesquisa e psicodrama". *Revista Brasileira de Psicodrama*, v. 15, n. 2, São Paulo, 2007, p. 71-8.

8. A DRAMATURGIA NO PSICODRAMA

Valéria Arantes Barcellos

O psicodrama público é uma sessão aberta à população. Tem começo, meio e fim no mesmo encontro. Histórias da plateia são dramatizadas e conflitos privados muitas vezes revelam-se ressonantes aos conflitos públicos ou coletivos e vice-versa.

O objetivo do psicodrama público é criar um espaço de cidadania e promover a relação de troca, a expressão e o entendimento. A proposta é resgatar a espontaneidade e a criatividade e romper com comportamentos automatizados e estereotipados, chamados de *conservas culturais*. Privilegiando a comunicação humana, o psicodrama público instiga a formação de um interlocutor ativo, atuante, responsável e construtor de sua própria cidadania.

Dramaturgia é a arte cênica de compor peças teatrais. Portanto, no psicodrama, entendo a dramaturgia como função do diretor, do ego-auxiliar, do protagonista e da plateia. A plateia é aquecida para o movimento no espaço, o papel de ator e o papel de autor – o dramaturgo.

Pretendo aqui discorrer sobre o papel e a função do diretor, a criação do personagem e da dramaturgia no psicodrama público.

O papel e a função do diretor

O diretor é o terapeuta que coordena a sessão. Ele tem três papéis básicos: diretor de cena, terapeuta do protagonista e do grupo e analista social (Moreno, 1992).

Sua principal função é estimular a plateia a vivenciar histórias, personagens, criar um cenário e uma dramaturgia. O aquecimento do diretor inicia exatamente no momento em que recebe o convite para trabalhar com um grupo. Como diretora, passo a olhar o mundo com o psicodrama público como pano de fundo. A observação da vida cotidiana inspira ideias, mobiliza temas e questões a serem pesquisadas na direção.

A relação entre os seres humanos é um jogo. No psicodrama não é diferente. Num primeiro momento, o diretor coloca algumas regras para o jogo, que são contratadas e estabelecidas com a plateia, mas ao interferir nele muitas vezes cria outras regras. Diversos papéis podem surgir no grupo: líderes, tarefeiros, insubordinados, vítimas etc. As relações da vida são ali concretizadas nos personagens em ação.

O teatro psicodramático liberta os limites entre as paredes do teatro tradicional e leva ao público a "subversão" de vivenciar o papel do outro como personagem da ação e, assim, vivenciar também outros espaços de realidade, entre eles o da chamada "realidade suplementar".

Não existem roteiro, atores ou dramaturgia predeterminados. O público, os egos-auxiliares e o diretor serão corresponsáveis pela construção das cenas e pelo resultado final do espetáculo psicodramático. No psicodrama, é possível trocar de papel com o outro por meio da técnica de inversão de papéis. O movimento, fluxo entre palco e plateia, permite que o privado e o público se entrelacem. Ator (plateia e ego-auxiliar), autor (plateia) e cenógrafo (plateia e diretor) coconstroem a dramaturgia.

Promover a percepção do público de que todos têm diversos papéis dentro de si e sabem fazer teatro, para mim, é o êxtase.

Cena: Uma luta de espadas. Oito duplas estão no quadrado do palco da sala Adoniran Barbosa, no Centro Cultural São Paulo. Criamos uma pequena coreografia como ritual para desembainhar as espadas. Como num duelo de faroeste, os atores, de costas um para o outro, dão dois passos para a frente, levantam as espadas e as desembainham. Frente a frente, lutam bravamente com suas espadas pretas de plástico.

Como diretora, eu já estava satisfeita. A ideia era ver todos lutando com espadas de plástico. O diretor também se diverte e se alimenta da estética.

O tema desse sociopsicodrama foi "rivalidade". O personagem que morresse na luta fecharia os olhos em busca interna de uma cena de rivalidade de sua vida. Quem perde nesse jogo ganha a possibilidade de ter sua cena dramatizada.

O diretor de psicodrama, num jogo de aparecer e desaparecer da cena, é uma eminência parda que promove a ação da plateia. Coconstruir cenas por meio da linguagem teatral engloba gestos, expressões e criações, com a finalidade de ampliar o entendimento do grupo. A plateia é convidada a encenar as histórias de suas vidas por meio do diretor de psicodrama, que orienta e colabora com a montagem, promovendo a estética e o tempo para que a cena seja justa. Nem a mais nem a menos. O diretor busca a qualidade dramática e a estética das cenas perseguindo as emoções dos personagens. Quando o diretor, por meio de jogos dramáticos, aquece a plateia a contento, segundo Luís Falivene, surgem vários emergentes grupais que podem tornar-se representantes grupais, coprotagonistas e, eventualmente, protagonistas do drama daquele grupo.

Certa vez, aqueci a plateia promovendo jogos e brincadeiras da infância. No aquecimento específico, a consigna combinada foi a de lembrar de uma peraltice que os adultos não podiam saber.

Cena: Os meninos estão numa passagem de terra e mato, atalho do bairro, escondidos, puxando uma cobra de pano por um fiozinho para assustar os pedestres. Um dos atores da plateia é a cobra de pano.

Esse é um exemplo de realidade suplementar, o teatro como uma metáfora da vida: em cena, uma cobra de verdade e não de pano, uma cobra em ação, viva, movimentando-se no espaço. O realismo concreto da ação, ali constituído.

O papel e a função do ego-auxiliar

O ego-auxiliar tem três papéis básicos: ator, auxiliar do protagonista (terapeuta) e observador social (Moreno, 1992).

Ele é psicoterapeuta, ator de improviso, parceiro do diretor que faz parte da unidade funcional ou da equipe com o diretor e os demais egos-auxiliares. Sua função é auxiliar o protagonista acompanhando a cena e, ao mesmo tempo, estar disponível às consignas do diretor. Para perseguir a emoção do protagonista, dispõe de técnicas como espelho ou duplo. O ego-auxiliar complementa a ação proposta ou polariza resistências, colocando-se como antagonista do protagonista. Ele cria personagens com a função de "alavancar" cenas e restabelecer o aquecimento do grupo, garantindo sua qualidade dramática.

Palco

O palco no psicodrama público é uma convenção. Muitas vezes nos apresentamos em espaços nos quais existe uma construção que delimita o "palco", como um tablado e cadeiras à sua volta, estipulando claramente o lugar dos atores e da plateia.

Quando o psicodrama acontece ao ar livre, em praças, escadarias, escolas etc., a delimitação do palco é estabelecida conforme a conveniência, que é garantir a visibilidade e acessibilidade da plateia. A palavra "teatro", em sua origem grega, significa "lugar de onde se vê".

Todas as teorias, técnicas e experiências no psicodrama convergem para a comunicação transparente com seus interlocutores: atores, protagonistas, dramaturgos e plateia. A ação dramática ativa o poder e a apropriação compartilhada de um fazer e de um pensar daquele grupo naquele momento, no "aqui e agora".

Plateia

A plateia, ou público, é o agrupamento de pessoas que participam da sessão. No caso do Centro Cultural São Paulo, ela vem de todos os lados da cidade. É uma população diversificada, formada por pessoas de profissões e idades variadas.

Depois do aquecimento inespecífico, esses participantes passam a ter um objetivo comum e tornam-se um grupo formado por pessoas diferentes.

A plateia representa o coro grego que reverbera, ressoa, critica e amplia o entendimento durante a dramatização das cenas. A apreciação das cenas feita por ela soma elementos na coconstrução da dramaturgia.

E se a qualidade das cenas, a estética e a cenografia também fossem construídas pela plateia?

Assim, a plateia se apropria do papel de criador. Como personagens, a função é de ator de improviso, que de prontidão fica disponível para entrar no papel solicitado pelo protagonista ou pelo diretor. Como cenógrafo, a função é de arquiteto, que estabelece e delimita os diferentes espaços no palco, definindo o que eles representam e qual a sua utilidade na cena. No papel de dramaturgo, a função é de roteirista, que define a sequência, o encadeamento da ação e o lugar no espaço onde começa a cena, como ela se desenvolve e termina. Resumindo: a plateia é o criador e a dramaturgia é a criatura.

Cenário

O cenário também é uma convenção estabelecida entre diretor, ego-auxiliar e plateia. Por exemplo, quando qualquer lugar do espaço físico é escolhido para representar um rio, todos os participantes devem respeitá-lo e só poderão atravessá-lo por uma ponte, de barco ou a nado. O diretor se encarrega de preservar o cenário, que muitas vezes é estabelecido com o protagonista durante a montagem da cena protagônica.

Todos podem atuar como arquitetos na arte de criação da dramaturgia das cenas teatrais no contexto psicodramático.

Cena: Um menino está no fundo de uma tubulação de esgoto, na sombra. Está escuro. Ninguém o vê. Pelo buraco da tubulação, ele observa todos os que estavam do lado de fora, no sol. Ele está invisível aos outros.

Nesse caso, a cenografia foi criada e composta pela iluminação.

Essa cena se passou na sala Adoniran Barbosa, que é bastante iluminada nas manhãs em que acontece o psicodrama público. No entanto, todos os que estavam na cena puderam sentir a emoção de esconder-se no escuro inventado.

A criação do personagem

O personagem pode surgir da plateia ou da figura do ego-auxiliar que faz parte da equipe do psicodrama público. A criação é realizada com base nos aquecimentos: como o personagem se movimenta (ação) no espaço (lugar), qual a velocidade de seus gestos, suas pausas (tempo) e expressões corporais e faciais. Muitas vezes, o diretor dá consignas sugerindo ao personagem quais seriam seus sentimentos, pensamentos, contradições, vínculos, desafetos, desconfortos, desequilíbrios, sonhos, desilusões, seu passado, seu presente etc.

Cena: Um homem nu está deitado em uma pedra. Próximo dali passa um trem. A natureza invade o lugar. Todos começam a sentir a natureza, a pedra e o trem passando. O público cria a sonoplastia do trem, complementando a cena.

Dramaturgia e cenografia

Temas e uma proposta cenográfica são elementos desencadeadores da dramaturgia das cenas. A estética teatral das cenas está a serviço da comunicação entre palco e plateia, formando uma rede de sustentação para a dramatização, representando a própria vida.

O lugar incomum das situações disparadoras traz memórias corporais que muitas vezes estão escondidas de nós e inacessíveis. Movimentos cotidianos, gestos e expressões realizados num contexto psicodramático trazem à tona riquezas guardadas nas nossas profundezas abissais, impressões mnêmicas de nossa história gravadas em nosso corpo.

Cada espaço pode ser explorado sob diversos pontos de vista, entre eles os pessoais e os coletivos.

Boal (*apud* Moraes Neto, 2011) fala sobre "espaço estético". No início, consiste na existência de um tablado, real ou imaginário, que provoca uma "separação", uma "divisão" entre o espaço do ator e o do espectador.

Um personagem protagônico, uma história de vida, um cenário concreto, um cenário invisível e imaginário, todos esses elementos se fundem e criam outra realidade chamada realidade suplementar, já mencionada anteriormente. Como num transe, uma espécie de magia entre o real e o imaginário, o mundo privado e o público, e a encenação ganha vida e se concretiza na dramatização. Assim, o mundo interno do protagonista construído no palco psicodramático pode ser compartilhado.

Zerka Moreno[1] lembra que, para Moreno, a realidade suplementar dá ao protagonista não só o trânsito entre duas dimensões da realidade como também, por seu caráter objetivo, a sensação ou a vivência, só para ele (o protagonista) de gravitar em áreas igualmente reais como sua verdade única, vivenciada, em que sua intuição está perfeitamente casada com sua inspiração.

A proposta de criar um cenário é um aquecimento eficaz. Concordo com Falivene, quando diz que surgem vários emergentes grupais, coprotagonistas e protagonistas propriamente ditos, devidamente mobilizados e dispostos a dramatizar suas cenas. O cenário e a criação fortalecem a consigna do diretor, concretizam, realizam e habitam o imaginário grupal, de acordo com as nuanças pessoais de cada participante. A cenografia "produz o realismo", concretiza e vivifica as cenas nas quais os mundos real e imaginário se misturam. O imaginário cria uma superposição de realidades suplementares. O cenário é um elemento que contribui para a manutenção do aquecimento, do imaginário, durante o desenvolvimento da dramaturgia.

O psicodrama de Moreno propõe o contexto social, grupal e dramático. Essas são denominações didáticas que indicam a superposição de planos de realidade que constituem a realidade suplementar. O cenário, os personagens e as histórias compõem, na ação, uma dramaturgia como um recorte de uma situação de vida. A dramaturgia é a cena em ação que contém todos os componentes descritos anteriormente.

Quando nos olhamos entre três espelhos, observamos nossa imagem multiplicada infinitamente. Ao focar uma delas, nos transformamos sob os diversos ângulos do olhar e essas imagens são, ao mesmo tempo, iguais e diferentes. No momento único do olhar, nos enxergamos de dentro para fora e de fora para dentro e já são dois olhares em uma mirada só.

A dramaturgia no psicodrama público, como no jogo de espelhos, transforma as noções de si mesmo e do outro, somadas à consciência do grupo no momento, pois a consciência é dinâmica e segue em constante metamorfose.

O público, um agrupamento de gente, torna-se grupo diante do objetivo comum contratado pelo diretor no psicodrama público: criar um espetáculo teatral, dramatizado com base em uma história contada pelo protagonista. A cena desencadeia, em todos os participantes, fragmentos de suas histórias pessoais. A cenografia é construída pelos personagens e tem como urdidura a dramaturgia, que cria

1. Moreno cita Zerka no capítulo "Conjunto transferencial: desmontando o poder simbólico (ensaio sobre ensaio)".

uma rede de sustentação para a cena dramática. A cenografia cria espaços imaginários que se concretizam e todos podem compartilhar dessa ilusão. É quase um delírio comum, que inclui até mesmo o participante diferente, que, com frequência, sente-se socialmente isolado. Os participantes absortos na cena compartilham uma "realidade" estética, como apoio e referência de partida.

A viagem pelo contexto dramático proporciona aos envolvidos um lugar para voltar: o aqui e o agora. Na chegada, eles se percebem reinventados, transformados.

Referências bibliográficas

Falivene Alves, L. "O protagonista e o tema protagônico." In: Almeida, W. C. (org.). *Grupos: a proposta do psicodrama*. São Paulo: Ágora, 1999.

______. "Personagem relacional: um novo conceito". In: Motta, J. M. C.; Falivene Alves, L. (orgs.). *Psicodrama: ciência e arte*. São Paulo: Ágora, 2011.

Lecoq, J. *O corpo poético, uma pedagogia da criação teatral*. São Paulo: Senac, 2010.

Moraes Neto, A. V. "O espaço cênico no psicodrama". In: Motta, J. M. C.; Falivene Alves, L. (orgs.). *Psicodrama: ciência e arte*. São Paulo: Ágora, 2011.

Moreno, J. L. *Psicodrama*. São Paulo: Cultrix, 1992.

Perazzo, S. *Psicodrama – O forro e o avesso*. São Paulo: Ágora, 2010.

9. UM MAESTRO CÊNICO OU DIRETOR DE PSICODRAMA PÚBLICO

Cida Davoli

Minha história no psicodrama divide-se em três atos:

> 1º Ato – IPPGC[1]
> 2º Ato – Companhia de Teatro Espontâneo[2]
> 3º Ato – Psicodramas públicos do Centro Cultural São Paulo (CCSP)

É sobre o último que vou falar neste trabalho, mas, como a vida é feita de cenas, os dois primeiros atos têm muita importância para o desenvolvimento do terceiro.

No primeiro ato, fiz minha formação institucional e fui credenciada com os títulos de supervisora e terapeuta de alunos em 1986.

A importância do segundo ato, tanto ao lecionar como ao dirigir psicodramas públicos em diferentes lugares da cidade de São Paulo, foi o resgate do papel do teatro no psicodrama, do papel do grupo no fazer socionômico. Foi uma etapa absolutamente decisiva para minha vida profissional. Apesar de continuar com minha prática de consultório, passei a me interessar pela "arte" de dirigir psicodramas públicos e estudá-la – uma arte anteriormente já desejada. Nutria uma grande admiração pelos trabalhos desenvolvidos por Réo (Regina F. Monteiro), Carlos Borba e Ronaldo Pamplona, que faziam psicodrama público naquela época.

Mas, como disse antes, é a respeito do terceiro ato que quero me estender.

O terceiro ato, ainda em andamento, iniciou-se em 2003 com Antonio Cesarino, coordenando os psicodramas públicos do CCSP. Era um grande desafio para todos os psicodramatistas, dadas as peculiaridades desse trabalho. Um espaço de cultura/educação, público/privado, aberto/fechado, ato/processo e com frequentadores bastante diversificados.

O que de fato me motivou e continua me motivando a fazer psicodramas públicos é uma intensa compaixão pelo proletariado psicoterápico que Moreno cita. Uma vontade de potencializar um povo que é submetido a políticas culturais,

1. Instituto de Psicodrama e Psicoterapia de Grupo de Campinas (SP).
2. Escola de Tietê (SP).

econômicas, sociais e midiáticas que empobrecem e dilaceram todo o capital afetivo dos grupos e dos indivíduos.

Para produzir esse enriquecimento do capital afetivo, suas trocas culturais e o ser coletivo, logo percebi em minhas direções que os métodos e as técnicas até então utilizados para dirigir grupos precisavam de adaptação ou, até mesmo, de transformação.

O conhecimento sobre o saber teatral que venho acumulando nas duas últimas décadas tem sido um companheiro essencial para encontrar respostas para as adaptações requeridas. Pensar a vida em cenas. O espaço teatral, seus palcos convencionais e não convencionais; a criação da narrativa; a construção dos personagens, das cenas etc.

O que aprendi dirigindo nos últimos anos no CCSP

"A arte não reproduz o visível, ela torna visível." (Paul Klee)

Para começar pelo fim, uma definição de psicodrama público a que cheguei depois de tantos anos: "Ajudar um grupo a produzir um diálogo, pela criação de uma narrativa do momento que revele a hist*ó*ria daquele grupo e também do seu momento histórico-social".

Tendo como alvo o diálogo, fui me perguntando: "Quais recursos da metodologia psicodramática precisam ser ajustados para garantir a verdadeira troca da diversidade cultural dos grupos?"; "Como manejar o grupo para permitir a expressão dos participantes?"; "Como intervir para que essa troca produza novos sentidos?"

A cena psicodramática precisa revelar, surpreender, inovar o *script* e o roteiro para todo o grupo presente. Nas palavras de Chico de Assis, teatrólogo paulista, o que vemos na cena teatral é o diálogo entre personagens. Acrescentaria: vemos a iluminação, a sonografia, as cenas periféricas. À plateia cabe criar uma narrativa, um sentido.

Comecei a perceber que na cena psicodramática pública as etapas, como os contextos, não eram tão nítidas. Sem essas ferramentas, o diretor de psicodrama público precisava criar outros parâmetros de trabalho. Aos poucos, fui experimentando e eles foram surgindo no meu modo de dirigir.

A seguir, relato alguns parâmetros que me norteiam naquilo que acredito e contribuem para o papel de um diretor de psicodrama público, mas também para incentivar outros questionamentos.

Olhar a cena que se constrói (coletivo), não os atores (individual)

O psicodrama é um método de trabalho de grupo. Numa sociedade individualista como a nossa, com uma grande tradição psicanalítica, é um desafio ter como foco o coletivo. Automaticamente, olhamos para o indivíduo. Focar na cena como um todo é um excelente exercício para sermos e olharmos para o coletivo.

Tudo é cena, tudo é palco

O palco psicodramático compõe-se de todas as cenas que tanto o diretor como os demais presentes consigam ver e tornar visíveis a todo o grupo presente.

No I Congresso Ibero-Americano de Psicodrama (Salamanca, 1997), a sala onde trabalhamos era pequena para o número de participantes. Antes mesmo de começar, não havia mais cadeiras para todos. Com certa "avareza", os que tinham suas cadeiras não se distanciavam nem se levantavam delas. Iniciei a direção pedindo que todos se locomovessem "grudados" em suas cadeiras. O aquecimento já dava visibilidade a uma cena daquele grupo, mas nem todos perceberam. Ficou evidente a falta de espaço para todos. A cena protagônica foi a de um pescador que tinha apanhado só um peixe e, ao chegar em casa, sua família, numerosa, briga até a morte para ver quem fica com o peixe. A visibilidade do pouco peixe para muitas "bocas" apareceu nas cenas dos diferentes contextos: no *grupal* – a falta de cadeiras; no *dramático* – um peixe para muitos; e no *social* – o espaço insuficiente para o nosso trabalho.

As cenas são múltiplas e sua narrativa é produzida pela plateia

Tenho dirigido as sessões de psicodrama procurando dar visibilidade a todas as possíveis cenas que o grupo produz. Em algumas direções, peço diálogos entre elas. Em outras, diálogos entre personagens de cada cena. Em outras, acrescento sequências ou peço ao grupo para colocá-las. Quem constrói a história é o grupo e o público espectador. As diferentes cenas, nos diversos palcos, promovem combinações surpreendentes. Cenas aparentemente desarticuladas despertam em nós a busca de sentido. Sua incompletude contagia e convida à participação. Atuando ou narrando. Criando sentidos. Novos ou velhos. Significados possíveis, às vezes impensáveis até aquele momento. Um exercício de espontaneidade e de reflexão. O diretor funciona como um orquestrador das cenas.

Numa direção no CCSP, em 2007, por ocasião do Natal, surgiu uma cena com o Batman desesperançado em sua caverna. Em outra, um herói nacional. Ao pedir um diálogo entre as duas, o herói tenta animar o Batman, que não o escuta. O herói desiste. Em nova cena, num *shopping*, uma mãe que perdeu seu filho, distraída com as compras de Natal. No diálogo cênico, o herói tenta falar com a mãe, que está muito mais interessada nas suas compras. O herói usa um painel branco, presente no espaço nesse dia, e como um Cristo fica numa posição de crucificado diante dele. Congelo as três cenas – Batman, Cristo e mãe – e peço à plateia, por meio de solilóquios, que construa uma história.

A produção coletiva acontece entre tudo e todos

O que há de mais rico, a meu ver, na arte teatral é o processo de ensaio. É nele que acontece toda a produção coletiva. No espetáculo teatral finalizado, não vemos o *status nascendi* das cenas, os erros, os acertos, os acordos e desacordos, as colaborações, as competições da equipe. Considero o psicodrama mais como ensaio do que espetáculo pronto, no qual tudo e todos estão a serviço da criação coletiva. Imperfeita, incompleta. Nada atrapalha a cena. Tudo que surge do grupo **é cena**, devendo ser agregado e ganhar visibilidade na produção coletiva. Seja o barulho que vem de fora, um participante que penetra na cena intempestivamente, uma fala na plateia "sem sentido", um entra e sai, interveniências.

O diretor deve ter instrumentos capazes de colocar tudo isso em cena e, como um maestro, orquestrar todas as contribuições que fluem sem censura e sem ideias preconcebidas. Pronto para o inédito da criação. Todos podem coconstruir a "sinfonia" e tomam consciência da potência grupal.

A cena radiografa um grupo

A radiografia aparece não só pelo seu conteúdo verbal, mas também, e principalmente, pela maneira de se organizar, pelos seus ritmos, por sua intensidade, pelas cenas fora do palco que procuro. É para que esse desenho fique visível a todos que estou desenvolvendo esse método de direção.

No primeiro dia do XVII Congresso do IAGP[3], realizado em Roma, em 2009, dirigi um *Large Group*. A radiografia do grupo (mais ou menos 150 pessoas) podia ser lida pelos jogos de aquecimento utilizados, como o mapeamento por pontos cardeais, idade etc. Foi possível radiografar o que a princípio não era tão visível. Estavam presentes novatos, veteranos e renomados profissionais do movimento de

3. Associação Internacional de Psicoterapia de Grupo e Processos Grupais. A direção foi feita com Kate Tauvon.

psicoterapia de grupo. Durante o aquecimento, percebi que, enquanto os profissionais mais jovens se envolviam com os pedidos feitos pelas diretoras[4] de criar falas referentes ao tema do congresso ("Grupos em tempos de conflito"), os mais velhos se sentavam e esperavam pelos acontecimentos. Esse é um movimento do grupo que precisa ser revelado, se quisermos uma radiografia confiável. Propus a inversão de uma regra teatral e psicodramática convencional: coloquei no centro a plateia, e nas bordas os mais jovens, que participavam ativamente com falas e muita emoção. As falas que vinham da periferia, dos jovens que produziam diálogos entre eles, cruzavam o espaço central, causando algum desconforto na plateia e certo prazer no grupo mais jovem que podia ter voz e ser ouvido naquele grupo.

No papel de investigador social tenho me perguntado qual é a "utilidade" social desse tipo de trabalho.

Nossa intervenção é da ordem da micropolítica, provocando pequenas ou grandes mudanças em extensões que se alastram rizomaticamente. Todo sábado surgem novos participantes que vêm pela indicação de algum frequentador. Por sua duração (completamos 10 anos de existência em 2013), e sua frequência constante de 50 a 60 pessoas a cada sábado, podemos constatar sua importância e seu enraizamento, tanto no CCSP como na cidade de São Paulo.

Mas quais transformações sociais ele provoca? Qual a importância dele?

Para buscar uma resposta para essas perguntas, recorro ao conceito de *proletariado psicoterápico* ou *socioterápico*, cunhado por J. L. Moreno, que se refere à pobreza das relações de um indivíduo (poucas e pouco diversificadas) e ao reduzido número de papéis que desempenha. Recorro, ainda, a um segundo conceito: *pobreza política*, de Pedro Demo (1991), que se refere à ideia de que pobreza não implica apenas estar privado de bens materiais, mas, sobretudo, de construir suas próprias oportunidades e ignorar seu estado de miséria.

Esse é o retrato social que queremos transformar aos sábados no CCSP.

Tendo, então, como parâmetros estes dois conceitos – proletariado psicossocioterapêutico e pobreza política –, acredito que o trabalho com o grupo que se reúne aos sábados no CCSP, ao construir suas cenas e suas histórias, ao estabelecer relações diferenciadas, horizontais, sem hierarquias, inusitadas (a garota classe média com o morador de rua), vai lentamente produzindo um novo desenho social: colaborativo, respeitoso, ético (responsabilidade e liberdade), flexível, includente. Esse novo desenho, acredito, "contamina" outros contextos e, assim, rizomaticamente, cresce, modifica, retrama outras redes, invisíveis, porém previsíveis e desejáveis de toda uma sociedade.

4. Cida Davoli e Kate Tauvon.

Palavras de Mia Couto (2003, p. 145) como um poético compartilhamento: "O velho Mariano falou, argumentando tudo por extenso, que o mundo não mudaria por disparo. A mudança requeria outras pólvoras, dessas que explodem tão manso dentro de nós que se revelam apenas por um imperceptível pestanejar do pensamento".

Referências bibliográficas

COUTO, M. *Um rio chamado tempo, uma casa chamada terra*. São Paulo: Companhia das Letras, 2003.

DAVOLI, C. "Psicodramas públicos". *Revista Brasileira de Psicodrama*, São Paulo, v. 19, n. 2, 2011. Disponível em: <http://pepsic.bvsalud.org/scielo.php?script=sci_arttext&pid=S0104-53932011000200013&lng=pt&nrm=iso>. Acesso em: fev. 2013.

DAVOLI, C.; MASCARENHAS, P. H. A. "Jogo de fazer diálogos; algumas reflexões sobre um grande grupo". In: MARRA, M. M.; FLEURY, H. J. *Sociodrama – Um método, diferentes procedimentos*. São Paulo: Ágora, 2010.

______. "Psicodrama público e direção de grandes grupos". In: NERY, M. P.; CONCEIÇÃO, M. I. *Intervenções grupais – O psicodrama e seus métodos*. São Paulo: Ágora, 2012.

DEMO, P. *Pobreza política*. São Paulo: Cortez, 1991.

KLEE, P. *Escritos sobre a arte*. Lisboa: Cotovia, 2002.

MORENO, J. L. *Psicoterapia de grupo e psicodrama*. São Paulo: Mestre Jou, 1974.

______. *Psicodrama*. São Paulo: Cultrix, 1975.

10. Ítacas – Uma experiência psicodramática pelos espaços do Centro Cultural São Paulo

Cláudia Clemente Fernandes e Ricardo Guerra Florez

O Grupo Gota D'Água e o CCSP

O Grupo Gota D'Água[1] muitas vezes se surpreendeu com as apresentações de psicodramas públicos do Centro Cultural São Paulo (CCSP) e se retroalimentou delas ao longo de nove anos – em especial na sala Adoniran Barbosa – para continuar seguindo sua jornada. Mas, dessa vez, resolvemos "dilatar" esse espaço habitual, migrando para outros espaços que também compõem o CCSP.

Esses trabalhos acontecem aos sábados, ininterruptamente, e a população que frequenta as sessões é formada por um grupo flutuante, composto por pessoas que estão nas dependências do CCSP e interessam-se pela atividade.

Contudo, também há um grupo de participantes assíduos (moradores de rua, estudantes de Psicologia e Psicodrama, pacientes dos Centros de Atenção Psicossocial (Caps) e colegas que integram o projeto, entre outros) que investem no trabalho semanalmente, referindo benefícios.

É importante ressaltar que a atividade é gratuita para os participantes e os profissionais envolvidos atuam como voluntários. Trata-se, portanto, de um projeto de forte cunho social, democraticamente aberto a diferentes segmentos sociais, econômicos, culturais, o que resulta em grupos heterogêneos, embora articulados pela cooperação e disponibilidade coletivas, indispensáveis ao trabalho psicodramático.

Segundo Calil (*apud* Serapião, 2012):

> O que define esse elo entre as pessoas e o espaço é o projeto de arquitetura, cujo resultado é um ambiente amigável, amplo e acolhedor, que faz o usuário sentir-se livre, à vontade. Com qualidades raras, como aproveitar bem o desvão da Avenida 23 de

1. O Grupo Gota D'Água, criado em 1999 por Cláudia Fernandes, conta, desde a sua formação, com a participação de psicodramatistas e amantes do teatro, explorando as contribuições da linguagem teatral e do teatro espontâneo e gerando intervenções sociodramáticas inspiradas na interface entre ambos. No trabalho em questão, Ítacas, a equipe do Gota era composta por: Cláudia Fernandes (direção e concepção cenográfica), Aurea Ferreira, Carla Silva Arte, Fabio Gonzales, Martha Lemos, Márcia Iório (egos) e Ricardo Florez (concepção cenográfica, filmagem e fotografia).

Maio e se contrapor à verticalidade da cidade, o desenho do CCSP tem na transparência seu elemento mais significativo: ele é aberto, tem cinco entradas, o que proporciona uma fantástica liberdade de uso. O prédio é permeável e possibilita percursos livres e variados. Indomável, não se deixa controlar, nem permite nenhum tipo de monitoramento, fruto generoso do espírito libertário dos anos 1970. O Centro Cultural São Paulo é o lugar para se exibir, namorar, jogar xadrez, estudar em grupo, ler, se encontrar. Ponto de encontro. Eventualmente vai-se ao cinema, teatro, visita-se uma exposição ou assiste-se a um *show*. O convívio destas atividades é que dá força ao CCSP. Também se pode não fazer nada. Glosando "Mário de Andrade, é o lugar onde se dá ao *far-niente* uma orientação cultural".

Performance e psicodrama

Dessa vez inspirada na vivência que a diretora teve com o Grupo Vertigem[2], em abril de 2011, integrando *workshops* ministrados pelo grupo no bairro do Bom Retiro em São Paulo[3], deu-se a aproximação com novos processos criativos, resultando em reflexões sobre os desdobramentos e as contribuições do teatro contemporâneo para o psicodrama.

Partiu-se da seguinte indagação: em que medida os trabalhos performáticos podem inspirar as técnicas psicodramáticas?

Vale explicitar que as intervenções performáticas não colocam o ator como mero intérprete dos textos, já que ele é também um dramaturgo na medida em que participa da elaboração da dramaturgia, um artista que se situa como cidadão e, assim, imprime sua marca pessoal no espetáculo. Trata-se, portanto, de um trabalho de investigação que coloca o artista (ator, diretor e demais membros da equipe) em uma posição autoral e convida o espectador a fazer o mesmo.

Segundo Fabião (*apud* Florentino e Telles, 2009, p. 14), trata-se de uma proposta que desestabiliza a concepção de teatro convencional e, assim, possibilita que a plateia saia da zona de conforto que caracteriza a posição de espectador. A autora ainda reforça que o *performer* deve "propor ao espectador uma experiência criativa que desacelera ficção e narrativa; em outras palavras, o *performer* não pretende comunicar um conteúdo determinado ao espectador, mas, acima de tudo, promover uma experiência através da qual os conteúdos serão elaborados".

2. Esse premiado grupo paulistano de teatro, desde sua formação (1991), pesquisa os laços da experiência artística com os espaços urbanos. As atividades de pesquisa migram da sala de ensaio para visitas de reconhecimento, entrevistas e trabalhos performáticos pelos espaços da cidade.
3. O trabalho referido culminou no espetáculo "*Bom Retiro 958 metros*", cuja estreia ocorreu em São Paulo, no dia 15 de junho de 2012.

Nessa direção, na referida experiência com o Grupo Vertigem, a maioria das improvisações era feita nas ruas da cidade e revelava extrema potência para enredar moradores, trabalhadores e transeuntes nas manifestações artísticas. Supõe-se, inclusive, que o bairro onde fizemos os experimentos permanece com essas marcas em sua memória coletiva.

A propósito, nos jardins de Viena, Moreno de certa forma fez um trabalho performático de intervenção em espaços públicos quando atuou com grupos sociais distintos.

De acordo com Cukier (2002, p. 291), Moreno diz que o trabalho do ator no chamado teatro da espontaneidade pressupõe que, "quanto menos ficcionais estas atuações, mais eles (atores) se envolviam, em nível pessoal e particular, nestes papéis e nessas interações [...]".

Portanto, o teatro da espontaneidade também teve em seu cerne um caráter performático, estabelecendo o drama do momento, e Cukier (2002, p. 290) cita a afirmação de Moreno: "O ator, também dramaturgo, cria a partir de uma ideia que possa ter estado em desenvolvimento em sua mente há já algum tempo, aquecendo os outros componentes para a produção imediata".

Por sua vez, o teatro performático avança na direção de ensaios prévios do que será apresentado, mas não abandona a pulsação do caráter autoral do artista e do intérprete que têm algo a dizer para além do texto ou da partitura ensaiada.

Voltando especificamente ao Vertigem, destaca-se que um dispositivo usado no trabalho do grupo tem afinidade com o psicodrama, a saber, o conceito de deriva, proposto pelo pensador situacionista Guy Debord, que se aplica ao processo de criação como um procedimento de estudo psicogeográfico, isto é, que estuda os efeitos do ambiente urbano nas condições psíquicas e emocionais das pessoas. Partindo de um lugar qualquer e habitual, a pessoa ou o grupo que se lança à deriva deve rumar permitindo que o meio urbano crie os próprios caminhos. Exemplificando: por que dobramos à direita em vez de seguirmos em frente? Por que paramos em tal praça e não em outra? Que condições nos levaram a descansar na margem esquerda e não na direita da rua? Em síntese: que zonas psíquicas nos conduzem e nos trazem sentimentos agradáveis ou desagradáveis?

Essas ideias, formuladas entre as décadas de 1950 a 1970, pressupõem que o meio urbano em que vivemos é um potencializador da situação de exploração vivida. Sendo assim, faz-se necessário inverter a perspectiva convencional, isto é, tornar a cidade um espaço para a libertação do ser humano, não para o seu aprisionamento.

Ítacas: 15 de dezembro de 2012

Dramaturgia desencadeadora

A *Odisseia* de Homero narra as aventuras de Ulisses durante os dez anos que passou distante de seu lar, numa narrativa composta por quatro partes. Depois de muitas peripécias e provações, o herói retorna bravamente à Ítaca, sua terra natal. Inspiramo-nos, portanto, na narrativa de Ulisses que antes de chegar ao seu destino depara com uma série de impedimentos para propor uma jornada por diferentes espaços do CCSP em busca de suas "Ítacas pessoais". Como Ulisses, o grupo pôde viver uma aventura por percursos desconhecidos e ainda não explorados e, nesse caminho – espécie de "via-sacra" –, experimentar os efeitos subjetivos desse deslocamento espacial.

Durante o percurso, o personagem central (Ulisses) contracena com quatro personagens femininas que tentam impedi-lo de prosseguir, interpelando-o com seus próprios dilemas de maneira a enredá-lo.

Nesse contexto, foi feito o convite ao público: os participantes do psicodrama percorreriam e ocupariam o edifício do CCSP de forma inédita, agindo/reagindo diante das cenas prévias dramatizadas desde o acesso principal até os seus mais profundos porões. O grupo foi inicialmente reunido ao lado do espaço Adoniran Barbosa, localizado no centro do edifício, e conduzido pelo personagem Ulisses aos quatro cenários programados. A cada deslocamento, o grupo foi surpreendido pelos personagens femininos citados, que interagiam com o herói para, em seguida, juntar-se ao grupo em direção ao final da jornada.

Aquecimento

A diretora contextualiza o trabalho e lança algumas perguntas para aquecer a plateia: onde está a sua Ítaca? Perdida? Onde? O que/quem procuramos? O que nos espera?

A plateia investe no tema, como explicitam os comentários:

- Minha Ítaca é um lugar coberto, confortável.
- Minha Ítaca é Recife, mas moro há três anos em São Paulo.
- Será que este lugar é bom? Os mundos interno e externo nos movem para lugares aonde nem sempre queremos ir.
- Minha Ítaca nunca será encontrada.
- Às vezes, precisamos ir e vir de nossas Ítacas. Sair do desconforto, buscar o desconhecido.

Destaca-se a fala de um participante, no início do trabalho, por refletir o espírito imprevisível do psicodrama: "Vou começar minha odisseia. Só saberei da aventura quando voltar!"

O personagem Quirino (um viajante como Ulisses) convoca o grupo para iniciar a jornada. Está enrolado por meias de seda: metáfora de amarras que dificultam seu caminhar. Ele indaga em solilóquio: "Existe uma saída para Ítaca? Não tenho o mapa, mas escuto algo que vem de lá... (*apontando para a primeira estação/cena*). Vamos seguir! (*o grupo parte em bando*)".

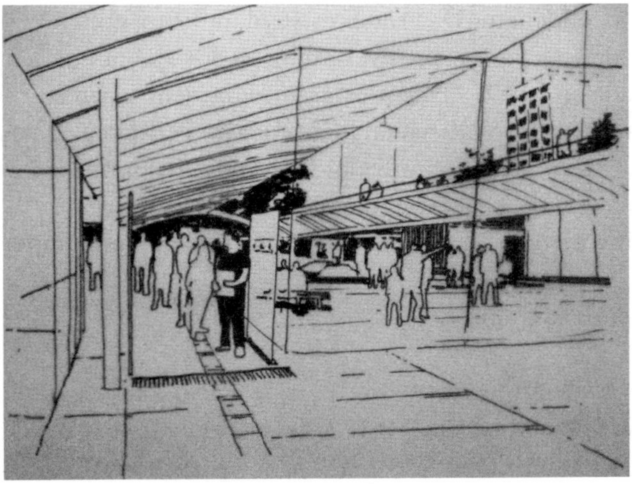

Primeira estação: entrada do CCSP/estação Vergueiro do metrô

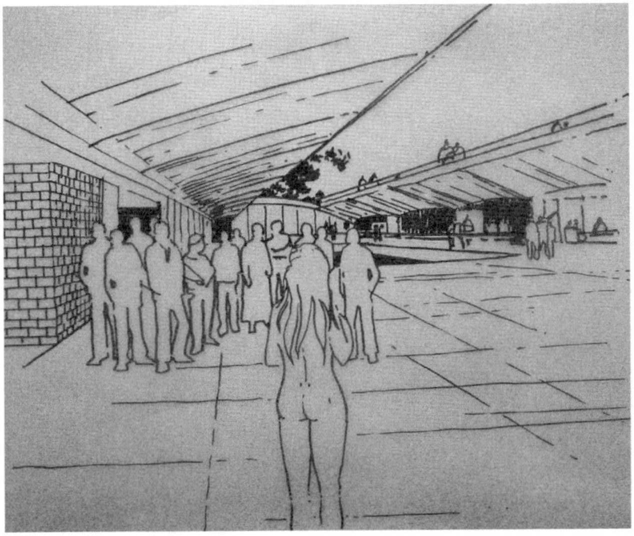

A primeira cena aconteceu na entrada principal ao sul do edifício, próximo ao acesso à estação Vergueiro do metrô. Ali, grupos de estudantes distribuídos em mesas e grupos de adeptos do RPG estavam reunidos e acompanharam as ações a distância.

Ulisses vê, na portaria do fundo do CCSP, uma mulher que calça somente um pé de sapato. Ela manca, titubeia.

Mulher 1: "Estou sem um pé de sapato, mas não estou procurando o outro, procuro um pedaço de mim".

A plateia começa a contracenar e cria personagens antagônicos: alguns a amparam, outros a condenam. Os primeiros se identificam com a personagem manca, compadecendo-se de sua possível exclusão. Os que a condenam dizem que ficará aprisionada em sua busca por estar despida, sem sapatos.

Ulisses conduz o grupo de volta ao interior do edifício pela rua interna leste, passando por diversos grupos envolvidos em várias atividades, até o acesso ao piso inferior por uma grande escada circular.

Um participante entoa um canto lírico, instaurando um momento poético.

Segunda estação: sala missão

A cena ocorre a cinco metros abaixo do nível da rua, numa sala com pé-direito generoso. Nesse grande espaço, uma antessala do Anfiteatro Adoniran Barbosa com iluminação zenital e grandes janelas para o pátio arborizado superior e para a rua interna, o grupo depara com a Mulher 2 caminhando de maneira automática e amedrontada em uma passarela elevada e carregando um bebê (boneca) no colo. A cena é observada por pessoas dispostas nas janelas superiores que aos poucos se aproximam da sala.

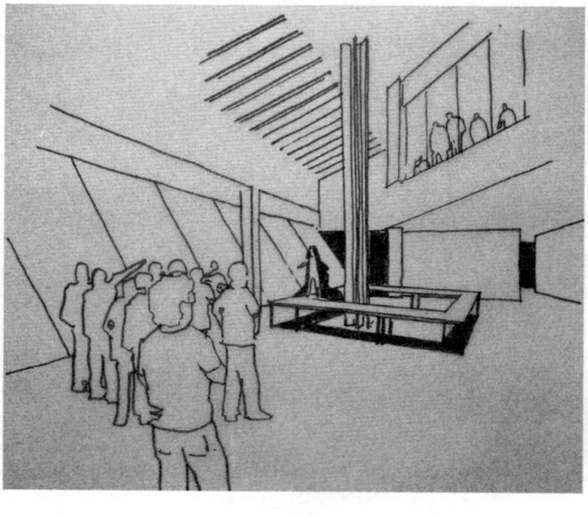

Mulher 2, que conversa com o bebê: "Tem muita gente diferente aqui! (*expressando temor*) Não vamos falar com estranhos!"

A plateia se aquece, criando obstáculos que a impedem de insistir em seguir sempre na mesma rota. O conflito se instaura: será que estamos condenados a trilhar sempre o mesmo caminho por temer experimentar o novo? Ulisses acolhe essa mulher atormentada e propõe outras possibilidades de percurso.

Então Ulisses orienta o grupo a descer um pouco mais pela escada circular. Alguns funcionários administrativos observam, com curiosidade, essa procissão descendente em direção aos porões do CCSP. São longos e escuros corredores, progressivamente mais silenciosos. Todos rumam aos 15 metros abaixo do nível da rua.

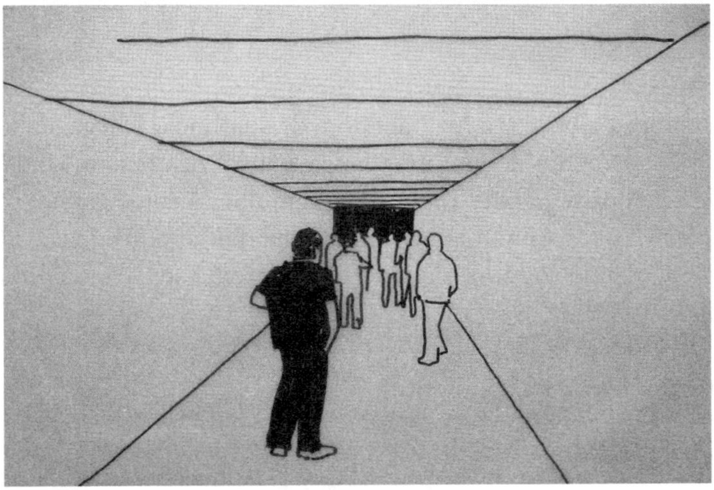

Terceira estação: sala Ademar Guerra/teatro localizado no porão

A grande porta dupla é aberta, permitindo o acesso a uma ampla área quase sem iluminação, no centro da qual se encontra uma escada alta de madeira onde a Mulher 3 está dormindo e é acordada por um beijo de Ulisses.

Mulher 3: "Onde estou? Por que demora tanto pra chegar?"

A Mulher 3 briga com Ulisses e o rejeita dizendo que ficou muito tempo a esperá-lo. Convoca outro participante da plateia para ser seu par e continua a jornada com o grupo.

O grupo é convidado a entrar em um canto totalmente escuro, onde se veem os alicerces do CCSP. Silêncio absoluto. A plateia é convocada a escutar os sons do silêncio, os sons de Ítacas, e a se preparar para a jornada final.

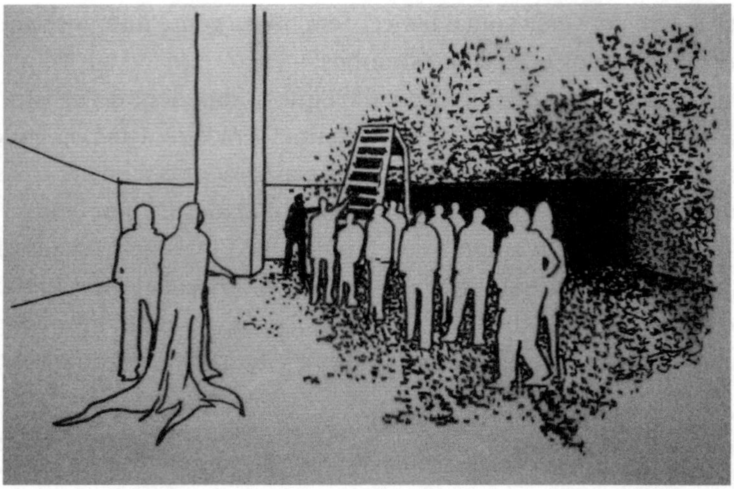

Ulisses começa a buscar a luz, metáfora de sua Ítaca. Chega ao poço de uma escada e, ali, se dá conta de que uma longa trança toca o solo, vinda do alto do teto. Decide orientar-se por ela, rumo à luz. A mulher 4 surge, subindo os patamares e convidando todos a imitá-la. Assim, o grupo percorre os quase 20 metros de desnível, uns ajudando aos outros em crescente excitação até encontrarem a saída tão desejada.

Quarta estação: escada ascendente

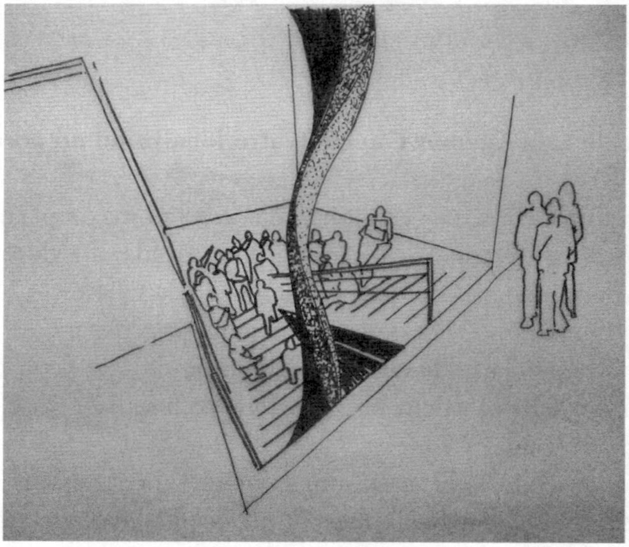

Mulher 4: "Eu sei onde é Ítaca!"

A direção pede "vozes" para Ítaca. Um coro faz surgir diversas modulações da palavra "Ítaca".

Mulher 4 (movimentando sua trança): "Todas as vozes são de Ítaca!"

A Mulher 4 traz um tom lúdico e convida Ulisses e o grupo a entoar sons e pequenas melodias com a palavra "Ítaca". Todos se despedem em câmera lenta da jornada com fotos e imagens finais do percurso.

A direção convida a todos para finalizar a jornada.

O grupo, liderado pelo personagem Ulisses, circula aliviado entre os surpresos frequentadores do CCSP, voltando ao ponto de partida. Foram quase 1.200 metros de percurso mobilizador de deslocamentos inéditos por ser repleto de impasses e conflitantes encruzilhadas. Mas o desejo de buscar e encontrar as Ítacas prevaleceu. Desejo que, para alguns, foi lugar de chegada e, para outros, de outra partida.

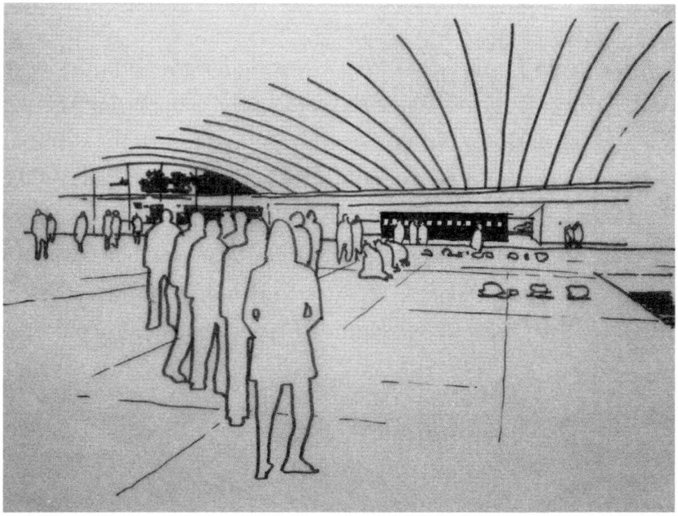

Compartilhar

Enfim, podemos relatar o vivido.

O grupo chega eufórico, percebe-se o sentimento de "missão cumprida". Numa empreitada que exigiu vigor físico e psíquico, os participantes citam as polaridades experimentadas: do público ao íntimo, das palavras ao silêncio, da escuridão à luz. E parecem satisfeitos por não terem temido/evitado o imprevisível, que insiste em nos deslocar externamente para que deslizemos internamente.

Considerações finais

A experiência relatada revelou-se produtiva, especialmente porque espaços utilizados de maneira convencional passaram a emoldurar outras cenas, rompendo/subvertendo as ações cotidianas com base em intervenções artísticas criativas no espaço público urbano.

A arte pode transformar um porão em útero, na vigorosa fronteira do teatro com o psicodrama. Em busca das Ítacas, rompemos não somente a quarta parede que, ao desabar, promove a interação entre palco e plateia no teatro. Rompemos também com as outras três, e o CCSP foi inundado, sem comportas, pela subjetividade desse conjunto de cidadãos: matéria-prima do psicodrama.

Referências bibliográficas

CUKIER, R. *As palavras de Jacob Levy Moreno: vocabulário de citações do psicodrama, da psicoterapia de grupo, do sociodrama e da sociometria*. São Paulo: Ágora, 2002.

FERNANDES, C. C. *O território do Grupo Gota D'Água*. (Monografia). Trabalho de conclusão para a obtenção do título de psicodramatista didata. São Paulo: DPSedes, 2010.

FLORENTINO, A.; TELLES, N. "Performance e teatro: poéticas e políticas da cena contemporânea". In: FABIÃO, E. (org.). *Cartografias do ensino de teatro*. Uberlândia: Edufu, 2009.

MORENO, J. L. *Teatro da espontaneidade*. 2. ed. São Paulo: Summus, 1984.

SERAPIÃO, F. (org.). *Centro Cultural São Paulo – Espaço e vida*. São Paulo: Monolito, 2012.

11. PREPARO PARA A AÇÃO DRAMÁTICA – "AQUECIMENTO"

Regina Fourneaut Monteiro

O aquecimento é a primeira etapa em todas as sessões de psicodrama, independentemente de se tratar de uma atividade grupal ou não. Faz-se necessário também em todas as modalidades, como no psicodrama com crianças, adolescentes, adultos, casais, famílias, bem como na área socioeducacional, em empresas, em clínicas do psicodrama bipessoal, nos grupos com finalidade terapêutica, em instituições, no sociodrama, no teatro espontâneo, no *role-playing* etc. Pretendo aqui abordar o aquecimento em grandes grupos de psicodramas, de 30, 60 ou mais participantes, realizados em espaços públicos, os quais chamaria de grupos sem limites, que ocorrem em sociopsicodramas ou psicossociodramas públicos, como os realizados há dez anos no Centro Cultural São Paulo, todos os sábados, das 10h30 às 13h, sob a direção de psicodramatistas, com a participação dos usuários do espaço e estudantes de Psicologia e de Psicodrama. Um espaço público aberto à comunidade.

Toda ação envolve uma preparação que antecede o ato. Quando me propus a escrever este texto, comecei me concentrando no título que daria a ele. A seguir, separei os livros que me auxiliariam na tarefa, procurando os autores que tratam do assunto. Dessa forma, fui aquecendo, me preparando para iniciar este trabalho. Outros exemplos: quando vamos a algum lugar, pensamos antes no melhor itinerário a seguir e em qual meio de transporte vamos utilizar. O atleta, antes de encarar uma maratona, não faz exercícios preparatórios para iniciar sua jornada? Está aquecendo os músculos, preparando-se para a ação que virá.

O mesmo é necessário no trabalho psicodramático: preparar os participantes para a ação dramática que acontecerá em seguida.

Vários autores definem o aquecimento em psicodrama, a maioria referindo-se a ele como a etapa de preparação ou o *warming up*. Moreno, no seu livro Psicodrama (1961, p. 305), nos diz: "O processo terapêutico no psicodrama não pode ser entendido sem uma completa consideração das técnicas de aquecimento".

Vale aqui dizer que o aquecimento é a expressão operacional da espontaneidade. Conduz o indivíduo a uma liberdade de expressão de forma criativa e facilitadora à ação. Visa a uma forma de atuação descontraída, com baixo nível de tensão. Abordo esse assunto de modo mais extenso no livro *O lúdico nos grupos* (Monteiro, 2010, p. 20).

A etapa do aquecimento, para fins didáticos, pode ser dividida em dois momentos: aquecimento inespecífico e aquecimento específico.

Aquecimento inespecífico

Inicia-se no primeiro contato da direção com os participantes. Envolve técnicas cujo objetivo é colocar o grupo em ação. Acredito serem os jogos dramáticos a técnica psicodramática mais eficaz para esse momento. Ao se tratar de jogos, não podemos deixar de falar dos iniciadores: "São esses os estímulos que preparam para a ação", nos diz Wilson Castello de Almeida (1998, p. 27) quando os define como:

> Estimulações internas ou externas ao indivíduo, voluntárias ou involuntárias, físicas ou mentais, utilizadas para o aquecimento (*warming up*) do paciente, de forma a sensibilizá-lo e introduzi-lo no desempenho espontâneo e criativo dos papéis na dramatização pretendida.

Recomendo também a leitura do livro de Sergio Perazzo, *"Psicodrama – O forro e o avesso"* (2010, p. 131-42).

Nesse momento, podemos recorrer a iniciadores físicos, mentais, intelectivos, temáticos, sociorrelacionais e fisiológicos, classificação baseada na que é oferecida por Wilson Castello de Almeida (1998, p. 29), acrescida de exemplos colhidos em minha prática profissional.

Físicos: conduzem a movimentos, a atividades corporais. Caminhar, andar de diferentes maneiras, espreguiçar-se, emitir sons, gesticular etc.

Mentais: estimulam a produção de fantasias, mexem com o imaginário. Por exemplo, friccionando-se as mãos, surge uma bola colorida que, aos poucos, vai crescendo e...

Intelectivos: jogos que provocam uma produção intelectual. Por exemplo, os jogos de papéis. Somos todos personagens de uma fábula!

Temáticos: com base na leitura de textos (jornais, por exemplo), os participantes introduzem a cena a ser criada, oferecem um tema, um princípio de roteiro. Na leitura de um texto esportivo, todos são atletas que disputam uma partida nos jogos olímpicos!

Sociorrelacionais: atividades lúdicas que levem os indivíduos a se relacionar, favorecendo a integração. Em roda, de mãos dadas e emitindo ruídos, o grupo encontra determinado som que o caracteriza naquele momento.

Fisiológicos: estimulam os cinco sentidos: o tato, a visão, o olfato, a audição e o paladar. De olhos fechados e andando em câmera lenta, esbarram no outro participante e, por meio do toque e do cheiro, tentam adivinhar quem é.

Essa é uma classificação didática; frequentemente, notamos que em um só jogo vários iniciadores são ativados. Exemplos de jogos e seus iniciadores que se encaixam nessa classificação podem ser encontrados em meu livro *Jogos dramáticos* (1994).

Realizando, assim, um cuidadoso aquecimento com o uso dos iniciadores adequados à situação e ao objetivo a ser atingido, teremos em consequência o aparecimento de respostas espontâneas e criativas.

Um aquecimento benfeito garante, em grande parte, o sucesso de um bom trabalho! A preparação à ação é de fundamental importância; caso contrário, estaremos pisando em um terreno pouco fértil e, consequentemente, improdutivo.

Aquecimento específico

Alguns autores acreditam que o aquecimento específico facilita o aparecimento do emergente grupal. Eu o considero a partir do momento da preparação da dramatização propriamente dita. Ocorre em um cenário, em um tempo, no aqui e agora dramático de um protagonista (psicossociodrama), ou no aqui e agora grupal (sociopsicodrama).

No entanto, é necessário que façamos a diferenciação entre a etapa do aquecimento e o processo de aquecimento. No decorrer da ação dramática, o processo de aquecimento não para. Devemos estar atentos a isso; caso contrário, a dramatização tende a "esfriar" e perder sua "energia" dramática. Portanto, esse espírito deve ser mantido até o fim. Cabe à direção manter esse "clima", utilizando outras técnicas que o psicodrama nos oferece: congelamento de cena, solilóquio, duplo, inversão de papéis, interpolação de resistência. Quando me refiro à direção, estou falando do coordenador, aquele que tem como função dirigir o grupo, motivar seus membros a participar, adaptar o jogo às características e necessidades deles naquele momento e manter o desenvolvimento do trabalho a ser realizado.

Pretendo, neste texto, explorar mais o aquecimento inespecífico, no qual os jogos dramáticos são inseridos com toda sua força e poder espontâneo e criativo, assim como dar visibilidade à importância do processo de aquecimento.

Antes, quero ressaltar que toda vez que formos recorrer à aplicação de um jogo é de extrema importância perguntar-nos em primeiro lugar: qual jogo é adequado para esse momento? Só terá sentido o jogo certo na hora certa! Não faz sentido utilizá-lo para "fazer qualquer coisa", só para dramatizar, ou, o que é pior, para aliviar a tensão do diretor por achar que precisa fazer algo. No meu livro *O lúdico nos grupos* (2012), já citado, ofereço ao leitor um repertório de jogos e indico os momentos mais adequados à sua aplicação.

Darei alguns exemplos de aquecimento no trabalho com grandes grupos. Recorro, para tanto, a sociopsicodramas por mim dirigidos no Centro Cultural São Paulo e a outros realizados em espaços abertos, ruas e praças em São Paulo.

Centro Cultural São Paulo, 8 de março de 2006 – 189 cidadãos

Direção, adaptação e tradução: Jolanda Gentilezza
Sinopse do trecho encenado, transcrita no texto: Blanche Dubois

O trabalho é iniciado (aquecimento inespecífico) com a leitura encenada de um trecho da peça *Um bonde chamado desejo*, de Tennessee Williams, com o Grupo de Teatro Transver, de 30 minutos de duração.

A protagonista é uma mulher sensível que vive o drama das desilusões e frustrações. Traumatizada pelo suicídio do marido, sofre uma grande depressão e acaba por prostituir-se. Tennessee Williams retrata nessa peça o desejo de amar, a solidão, a loucura, a marginalidade e a ânsia de compreensão do ser humano.

Depois da encenação, os participantes foram convidados por mim a relatar cenas que lhes ocorreram com base no que foi visto. Narram cenas de loucura, delírio e a purgação de nossos próprios recalques. Nos neuróticos personagens, projetamos nossas próprias neuroses! Cada voluntário à dramatização é convidado a ir ao palco para montar o cenário onde sua cena será contada e a escolher, entre os presentes na plateia, os participantes que o auxiliarão na tarefa.

Observo aqui o processo de aquecimento, que permanece na continuidade de todo o trabalho, em cada cena a ser apresentada.

Centro Cultural São Paulo, 14 de abril de 2007 – 60 cidadãos

Direção: Regina Fourneaut Monteiro
Ego-auxiliar: Carlos Borba

Iniciamos solicitando que todos se levantassem e se observassem. A seguir, conduzimos o grupo a alguns movimentos como alongamentos, flexões, chutes no ar etc. Depois, sentados novamente, mas procurando a posição mais confortável possível e de olhos fechados (não obrigatoriamente), pedimos que buscassem qual sentimento ocorria em cada um naquele momento. Decorridos alguns minutos, expressaram em uma palavra o sentimento percebido. Formaram-se assim seis grupos por afinidade de sentimentos expressos. Esse aquecimento inespecífico estimulou o aparecimento de seis cenas que foram dramatizadas.

Centro Cultural São Paulo, 6 de dezembro de 2008 – 32 cidadãos

Durante minha apresentação, um dos participantes disse: "Você é a Réo? Amanhã vou a uma reunião com vocês!" Faço um parêntese para que entendam: anualmente, fazemos, em dezembro, uma reunião de confraternização, quando são convidados todos os psicodramatistas que já dirigiram trabalhos no Centro Cultural. O rapaz que falou é um músico que cria sons utilizando o próprio corpo ou poucos elementos, como canos de PVC, e havia sido convidado para fazer uma demonstração do seu trabalho na nossa reunião que ocorreria no dia seguinte. Quando percebi de quem se tratava, pedi a ele que se apresentasse ao grupo. Uma rápida *performance* aconteceu. A seguir, sugeri que todos fechassem os olhos e deixassem surgir uma cena com base em estímulos sonoros, cenas essas que foram relatadas posteriormente. O grupo dividiu-se em subgrupos de acordo com a afinidade dos depoimentos. Surgiram cinco cenas. Passamos ao aquecimento específico: preparação das cenas que foram dramatizadas. Temos aí, no decorrer do trabalho, mais um exemplo onde o processo de aquecimento permanece do início ao fim.

Centro Cultural São Paulo, 3 de outubro de 2009 – 117 cidadãos

Direção: Regina Fourneaut Monteiro (Réo) e Valéria Barcellos
Ego-auxiliar: Flora Barcellos (educadora)
Foi um sociopsicodrama tematizado: "O Brasil é uma democracia racial?"

Depois da apresentação da equipe, a direção pergunta: "O Brasil é uma democracia racial?" e propõe que todos, ainda em seus lugares, na plateia, conversem com o "vizinho". A seguir, são convidados a ir ao palco onde realizam jogos que os conduzem a vivenciar situações de exclusão. Quem perde está fora! Os jogos foram cuidadosamente escolhidos, pertinentes ao tema. Todos brincam com uma bola azul gigante de "João bobo", depois de roda, cantando acompanhados por um pandeiro. Quem perder a vez de cantar é excluído. Percebemos que os jogos aguçaram a curiosidade daqueles que estavam do lado de fora da sala, que titubeavam em entrar mas, depois de alguns minutos, acabaram entrando e participando das brincadeiras. Os jogos têm, no aquecimento inespecífico, um poder sedutor na estética!

Sentados em roda, os participantes foram convidados a recordar cenas das quais participaram que envolviam situações pertinentes ao tema: discriminação, preconceito ou injustiça. A proposta visa aquecer para o papel de dramaturgo. Aos poucos, a intimidade, os segredos tomam forma, incorporam personagens e dramaturgias.

O grupo foi dividido em três subgrupos e as cenas foram dramatizadas.

Centro Cultural São Paulo, 14 de janeiro de 2012 – 75 cidadãos

Egos-auxiliares: Maria José de Andrade Loureiro e Hélio Pereira de Paula

Iniciamos fazendo a nossa apresentação e dando algumas notícias sobre os próximos encontros. Esse foi o primeiro de 2012, depois das férias de Natal e Ano-Novo. A seguir, todos foram convidados a se olhar e se cumprimentar. A metade dos presentes, aproximadamente, estava participando pela primeira vez. Dois usuários que frequentam com certa regularidade o espaço, aos sábados, explicaram o que fazemos: "Aqui podemos refletir e falar das nossas coisas e também dramatizar o que contamos! Lá fora, estamos em um espaço mais social; aqui também estamos em grupo, mas é diferente. Estamos juntos para fazer alguma coisa também juntos e no palco representamos personagens!"

A seguir, introduzindo iniciadores físicos, pedi a todos que se levantassem e se movimentassem um pouco, alongando os braços e as pernas, aliviando tensões. Quem quisesse poderia criar um movimento com o corpo e os outros imitariam. Vários deles criaram novas formas de expressão corporal e foram seguidos pelos demais. Percebia-se que estavam rindo e se divertindo, bem mais à vontade e relaxados. Sentaram-se pela sala e, de olhos fechados (não obrigatoriamente), foram levados a pensar no tema de trabalho do dia: "Meus planos de vida e meus objetivos que desejo alcançar em 2012". Surgiram, então, as cenas que foram dramatizadas.

Terminado o trabalho, conversei com os egos-auxiliares que estiveram presentes – Maria José e Hélio – e perguntei a eles por que e para que se realizam trabalhos como esse. Obtenho os seguintes depoimentos, que aqui resumo:

Maria José: "Nessa experiência coletiva, cada um pode recontar sua história, viver novamente, e de forma diferente, um fato relevante de sua vida. É nessa hora que podemos identificar, no "'aqui e agora'," uma vida nova que pode surgir, ou uma sensação nova que as pessoas levam daqui. Observamos pessoas frequentadoras assíduas desses psicodramas públicos no Centro Cultural São Paulo. Certamente esse espaço é o seu espaço de identidade e da afirmação de sua alegria. É o espaço do teatro de suas vidas, contando com o comprometimento de psicodramatistas que se responsabilizam por essa atividade e, também, com o do órgão público que oferece esse espaço. Pode-se afirmar que o psicodrama público é uma fonte inesgotável de alegria, espontaneidade e criatividade, reafirmando, assim, a vocação original de seu grande criador, Jacob Levy Moreno".

Hélio: "Com o psicodrama, o indivíduo pode resgatar o ímpeto pela vida, saindo da inércia e da resignação e recuperando a capacidade de se reinventar, a qual, aos poucos, foi abandonada em prol do conforto e do comodismo. Dessa forma, o psicodrama público pode ser visto como um grande aquecimento para atingir a espontaneidade na vida, no dia a dia, no nosso cotidiano".

Fiz questão de transcrever esses depoimentos porque Maria José e Hélio terminaram há poucos meses sua formação como psicodramatistas. Essa foi a primeira experiência que tiveram trabalhando em espaço público com um grupo grande. Podemos perceber em seus discursos que houve uma forte identificação e compreensão quanto à atividade realizada.

Outros exemplos de aquecimento com grandes grupos podem ser encontrados no meu livro *O lúdico nos grupos* (Monteiro, 2012), já citado.

Psicodramas públicos em espaços abertos: ruas e praças

A maior dificuldade que encontrei quando me dispus a desenvolver esse tipo de trabalho foi a falta de um modelo no qual pudesse me basear e desenvolver meu papel de direção de grandes grupos. Faltava-me um referencial teórico e prático mais consistente. Havia, até então, participado de alguns psicossociodramas e sociopsicodramas públicos, em espaços fechados, ou realizados em congressos de psicodrama e em instituições. Conto essa experiência no livro *Sociodrama – Um método, diferentes procedimentos* (2010, p. 109), no capítulo "17 de abril de 1984: de lá para cá, muita água rolou!" Nele, relato o sociopsicodrama realizado na Praça Ramos de Azevedo, em São Paulo, no dia 18 de maio de 1999. Outra fonte de leitura é o também sociopsicodrama que realizei com a participação de Ronaldo Pamplona, Carlos Borba, Irene Estefania e Vânia Crelier, no dia 18 de maio de 1990, em São Paulo, na Praça da Sé, descrito na *Revista Brasileira de Psicodrama*

(2004, p. 33) sob o título: "Teatro espontâneo: um ato político". Todos os trabalhos que dirigi em espaços abertos foram tematizados. Refiro-me a eles no mesmo artigo que se encontra na revista citada.

O aquecimento, nesses casos, ocorre de modo bem diferente: as pessoas estão andando, circulando, e precisamos fazê-las parar, chamar sua atenção! O aquecimento inespecífico é iniciado com uma "chamada" pelo microfone que é repetida algumas vezes: "Dentro de alguns minutos, vamos começar uma peça de teatro e todos vocês poderão participar; vamos construir juntos uma história e fazer a encenação; o tema será" (diz-se então o tema escolhido para o trabalho). Filipetas são também distribuídas e cartazes circulam anunciando o evento. O aquecimento específico inicia-se com uma cena pertinente ao tema que é dramatizada pelos egos-auxiliares. Durante todo o desenrolar da dramatização, como já ressaltei, a importância do processo de aquecimento é grande: o público presente deve ser continuadamente estimulado à participação. O tempo de duração de um trabalho como esse também é menor: cerca de 40 minutos.

Nessa modalidade de *trabalho*, as técnicas que mais utilizo são a inversão de papéis, o solilóquio e o congelamento de cena. Um recurso que criei foi o que chamo de "placas": cartolinas brancas que, em determinados momentos, são mostradas ao público, nas quais podemos escrever frases que ajudem no entendimento da cena ou retratem o duplo da plateia. Um ego-auxiliar pode se encarregar dessa função. Exemplo prático do uso dessa técnica pode ser encontrado no livro *Sociodrama – Um método, diferentes procedimentos* (Marra e Fleury, 2010, p. 115).

Lendo assim, parece fácil dirigir um trabalho como esse, mas não é bem assim. Foram muitas as dificuldades, como também são mencionadas no mesmo livro (2010, p. 114).

Relatei esses exemplos para que sirvam de estímulo à criação de novos caminhos a serem descobertos em início de trabalhos psicossociodramáticos ou sociopsicodramáticos.

Agora, deixo com vocês essa tarefa! Não se esqueçam de que um bom aquecimento é parte essencial para o pleno êxito! Boa sorte!

Referências bibliográficas

Almeida, W. C. de. "Técnicas dos iniciadores". In: Monteiro, R. F. (org.). *Técnicas fundamentais do psicodrama*. São Paulo: Ágora, 1998.

Monteiro, R. F. *Jogos dramáticos*. São Paulo: Ágora, 1994.

______. "Teatro espontâneo: um ato político". *Revista Brasileira de Psicodrama*. São Paulo, v. 12, n. 1, 2004.

______. "17 de abril de 1984: de lá para cá, muita água rolou!" In: MARRA, M. M.; FLEURY, H. J. (orgs.). *Sociodrama – Um método, diferentes procedimentos*. São Paulo: Ágora, 2010.
______. *O lúdico nos grupos*. São Paulo: Ágora, 2012.
MORENO, J. L. *Psicodrama*. Buenos Aires: Paidós, 1961.
PERAZZO, S. *Psicodrama – O forro e o avesso*. São Paulo: Ágora, 2010.

12. Etapa de comentários – O exercício do pensamento em *status nascendi*

Terezinha Tomé Baptista

"Representa-se aquilo que não é imediato, não é evidente... a representação seria, pois, como um anteparo no qual se projeta a imagem de uma situação para melhor visualizá-la."
(Miranda, 2011, p. 18)

Os trabalhos psicodramáticos, em especial aqueles que privilegiam a vertente grupal, estimulam a produção de sentidos originais para as infinitas e possíveis situações humanas. Promovem experiências mais participativas do que apenas contemplativas, embora essas duas possibilidades se complementem e tenham como objetivo propiciar alguma transformação subjetiva e relacional aos participantes. Essa é, portanto, uma das importantes propostas dos encontros públicos semanais do Centro Cultural São Paulo.

Para eventos com grupos abertos e objetivos preventivos, educativos ou sociodramáticos, cada diretor tem sua própria forma de coordenar e levantar os temas que serão desenvolvidos. Por vezes, o trabalho apresenta uma proposta temática prévia e uma estratégia de encaminhamento com os participantes. Outras vezes, o diretor a identifica na presença do grupo, incentivando os participantes a apresentar suas inquietações, seus temas e suas necessidades, e toma como foco a temática apresentada ou escolhida conjuntamente. O coordenador pode utilizar procedimentos sociométricos para que o tema a ser definido tenha representatividade para o grupo como um todo. De qualquer forma, as questões abordadas serão sempre humanas – desde as mais banais e pitorescas até as mais delicadas, difíceis, angustiantes. Algumas poderão apresentar certa urgência para um grupo específico, mas impreterivelmente o encaminhamento deverá ser tal que, mesmo havendo emergências ou emergentes grupais que solicitam foco, o diretor conduzirá os trabalhos de modo que todos percebam a universalidade ou particularidade das questões humanas.

Sem perder de vista que a universalidade contempla as manifestações singulares, é próprio do psicodrama a ênfase no fato de que cada indivíduo representa um grupo e um grupo é representante de uma sociedade.

Um trabalho grupal psicodramático tem duas propriedades em sua estrutura que lhe são essenciais:

- Três contextos, um *social* (representado pela logística do encontro, como local e horário), um *grupal* e um *dramático* – cada um com qualidades, regras e leis bastante diferenciadas entre si. Note-se que um importante abrandamento das leis sociais ocorre quando se consideram as leis grupais que se flexibilizam mais ainda ao se tratar do contexto dramático.
- A conexão (ou correlação) entre esses contextos.

Partindo do contexto social, o modelo típico de um encontro grupal psicodramático atende a certo padrão: começa-se pelo contato e pela caracterização do contexto grupal (fase de aquecimento inicial e criação do clima de criatividade). Na sequência, promove a constituição do contexto dramático (fase de dramatização) e depois o retorno ao contexto grupal (agora para fases do compartilhamento, comentários e eventual processamento, frequentemente nessa sequência). A fase de compartilhamento caracteriza-se pela troca afetiva entre os participantes com base nos conteúdos emocionais estimulados pela dramatização, portanto é uma etapa de muito envolvimento entre os participantes e de pouco distanciamento subjetivo das ocorrências recém-presentificadas.

Nos comentários, os componentes do grupo ficam um pouco mais distanciados emocionalmente do que viveram/presenciaram no contexto dramático, com novas condições de pensar, repercutir e analisar tais vivências. O processamento é um exercício raro nos encontros psicodramáticos públicos; pressupõe que por parte de todos haja um distanciamento quase total para análise técnica das ocorrências. Esse é o objetivo didático, o que geralmente não faz parte do contrato no caso desses trabalhos.

A diferenciação desses contextos e a articulação das etapas são de extrema importância, uma vez que garantem a troca afetiva, a produção e apropriação de sentidos novos e partilhados para as questões humanas que estão na berlinda.

No contexto grupal, ocorre a criação de uma obra com base no tema focalizado. Já no contexto dramático, efetiva-se a materialização dessa obra. No retorno ao contexto grupal, compartilham-se as emoções (compartilhamento) e nomeiam-se os fenômenos passíveis de "iluminação" com base na criação/apresentação da dramatização (comentários). O que aqui fica identificado como *obra* são as produções originais coletivas criadas pelo grupo para apresentar o tema do dia, que podem então ser representadas por vinhetas, encenações, imagens, poemas e fotos, que ganham vida no *como se* pelo contexto dramático. Esse contexto se pauta por caracterizações e pela utilização de recursos lúdicos e dinâmicos, vários deles originários do teatro, e é aí que os participantes representam/teatralizam a sua criação. Para tanto, se apresentam no palco, agora desempenhando funções de atores que encarnam e dão vida a *personagens*.

É nesse contexto, impregnado da potência da criação e da subversão, que os atores terão a possibilidade de testar habilidades, exercer papéis inéditos e experimentar ações originais e alternativas novas sem as amarras típicas da vida cotidiana (críticas, pressões e cobranças). Esse é o lugar da expressão, da manifestação, da representação, da arte, da metáfora. Como as criações são predominantemente coletivas, portanto vivenciadas com outras pessoas, há o estímulo ao emprego de algum manejo social mínimo de cada integrante e a potencialização e/ou aprendizagem de novas habilidades relacionais.

Para transitar do movimento criativo do contexto grupal para o da expressão no contexto dramático, os participantes executam uma manobra cognitiva considerável, de extrema importância e complexidade: uma operação de simbolização, transformando o tema proposto e discutido/compartilhado coletivamente em uma forma de expressão pautada pela *linguagem* do contexto dramático. Concorrem para tanto os relatos, as ideias, as emoções, a criatividade e a ousadia dos envolvidos. Também concorrem competências sociais e relacionais. Os envolvidos tanto criam uma obra quanto produzem uma forma de expressão, o que faculta aqui a utilização da expressão "obra de arte" para o que se apresenta no palco, entendendo aqui *arte* como *atividade humana ligada a manifestações de ordem estética ou comunicativa*.

Para o psicodrama, não é tanto a obra em si, no seu aspecto estético, o que se valoriza. Embora por vezes as produções impressionem pela originalidade e intensidade, sem negar o valor que a estética engendra, o que se privilegia é o processo criativo e o que a obra revela ou comunica. Os participantes desse movimento de criação/representação e os que o testemunham podem se beneficiar subjetivamente, para além de aquisições sociorrelacionais.

As obras de arte apresentadas no contexto dramático levantam repercussões emocionais, expressas pelos participantes na fase de compartilhamento, e eliciam reflexões que reverberam na etapa de comentários. O grupo – e cada participante em particular – fica enriquecido e transformado pelas associações, pelas generalizações coletivas ou individuais sobre si mesmos, sobre sua realidade e sua ação no mundo. Pensar em grupo facilita a identidade e a variedade de pontos de vista, percebendo semelhanças e diferenças e, portanto, a abertura de sentidos inéditos com base em um mesmo fato. "A 'fábrica' de pensamentos não se situa dentro nem fora da pessoa; localiza-se 'entre'. A atividade do pensar nasce na intersubjetividade promovida pelo desejo de tornar próprio o que nos é alheio, mas também pela necessidade de entendermos e sermos entendidos" (Fernández, 2001, p. 70).

A produção apresentada no palco é metáfora da realidade e, como tal, amplia e enriquece essa realidade. "Para entender o real, há que se metaforizá-lo" (Boal, Rolnil e Luz, 2011, p. 241). A metáfora supõe um distanciamento que facilita a criação de sentidos, faz pensar e amplia a percepção. Então, no retorno ao contexto grupal, depois do compartilhamento, o foco deve recair sobre o conteúdo criado, expressado e vivido no contexto dramático para extrair o que pode revelar ou produzir de reflexões sobre a vida singular, histórica, grupal e/ou social para cada um dos participantes. É o momento propício à apropriação das habilidades utilizadas e de reconhecimento da própria potência e criatividade; é fértil para conscientização de possibilidades e reverberação de pontos de reflexão. Essa é a hora da ampliação e generalização dessas aquisições para a vida cotidiana.

A etapa dos comentários contempla também o exercício de questionamentos críticos. Ilustrando com exemplos ocorridos num desses trabalhos grupais, um participante, nessa fase, lançou a pergunta: "Por que eu deveria homenagear alguém?", em um encontro cujo tema previamente estabelecido pelo diretor foi: "Hoje é dia de homenagem". Aqui, se houve algum viés impositivo do diretor, a reação do participante foi indiscutivelmente pertinente e saudável: não se deve aceitar "goela abaixo" qualquer proposição. Por outro lado, a reação ocorre após suposta "obediência" a uma imposição externa, que teria sido seguida automaticamente, percebida só por meio das reverberações próprias e alheias externadas naquele momento. O exercício de fala e expressão dos próprios pensamentos e o confronto com opiniões alheias protegem o indivíduo de ser escravizado por ideias ou por outras pessoas.

Outra pergunta, no mesmo dia: "Eu poderia ter homenageado a mim mesmo?" Ela evidencia certo constrangimento em identificar um desejo e a falta de liberdade em realizá-lo, embora as instruções do diretor para mobilização de propostas tenham sido abertas, sem restrição a qualquer escolha. A surpresa em saber que poderia ter se homenageado denuncia o automatismo em seguir a regra sugerida ou a autoridade externa, mas abre a possibilidade de reação nova em outro momento ou situação, na medida em que foi exteriorizada e esclarecida. Como se a pessoa até então acreditasse que não poderia atender a um desejo seu, nascido naquele momento (homenagear-se). É legítimo supor que esse participante, em nova oportunidade e em caso de dúvida, faça a mesma pergunta *antes* e não depois do exercício, possibilitando a realização do desejo expresso no questionamento.

Essas formas flagradas publicamente oferecem aos participantes conteúdos para reflexão e a descoberta de pontos de vista impensados antes, além de possibilitar a desarticulação de mecanismos internos automatizados. O forte poder das crenças pode determinar e mecanizar ações humanas e decisões cotidianas, sem que a pessoa perceba essas influências. É frequente a "obediência" a preceitos, hipotéticas leis externas, preconceitos, sem que se tenha qualquer consciência dessa armadilha em que a própria subjetividade parece inexistente ou desqualificada e subserviente.

A contemporaneidade, com a velocidade das tecnologias, convoca as pessoas mais para a ação e menos à reflexão. Resulta daí um desequilíbrio, pois os dois movimentos devem se complementar. Se agir é importante desde que consciente e responsavelmente, pensar sobre a ação é o que dá a ela solidez, responsabilidade pela autoria e possibilidade de supressão de automatismos comportamentais. "As experiências de pensamento têm como função essencial dar ao sujeito uma certa consistência, uma certa espessura" (Gros, 2010, p. 193).

A fase dos comentários é uma oportunidade para captar as ciladas que aprisionam o indivíduo, desde que elas sejam percebidas, denunciadas ou nomeadas no momento em que se mostram. Essa nomeação ocorre por meio da troca pessoal, do pensamento compartilhado, da autopercepção ou da manifestação individual dentro do coletivo.

Trata-se de "ir além do brilho colorido da representação para proceder à análise de seu conteúdo" (Gros, 2010, p. 184). A valorização se intensifica mais para a função de autor (quando então se privilegiam mais os *resultados* de uma ação) do que na de ator (quando se corre o risco de se concentrar mais na *forma*). Em psicodrama, as funções de autor e ator se complementam, e o que se pretende é garantir espaço para o pensamento na fase dos comentários, de forma que a produção criativa da dramatização (função de ator) seja enriquecida com reflexões, ampliação da percepção e mudança comportamental (função de autor).

A etapa clássica dos comentários, dentro do contexto grupal, ao final de um evento psicodramático, privilegia esses exercícios e deve ser, portanto, valorizada pelo tempo dedicado a essas reflexões. Tempo cronológico, objetivo. É comum que os participantes se queixem da curta duração da interlocução ou expressem satisfação quando têm mais tempo para trocar ideias e conversar. Essas referências apontam para necessidades humanas importantes, como a de partilhamento de experiências e de compreensão dos fenômenos que acontecem pela exposição de ideias, dúvidas, discordâncias e pela detecção e confronto de diferenças. Também ocorrem com base na apropriação compartilhada de pontos de vista, interpretação e generalização de experiências para além das emoções subjetivas ou impressões introspectivas.

Com a velocidade da vida moderna, que produz imagens e informações o tempo todo e em escala global e requer atualização constante, os órgãos humanos dos sentidos vão se abarrotando de tal forma que as pessoas têm dificuldade para elaborar essa avalanche. É frequente as pessoas se angustiarem ou se culparem por esse excesso que as afeta, ou, o que é mais preocupante, se habituarem a contemplar a vida e o mundo sem refletir sobre esse processo eventualmente tóxico que sobrecarrega o pensamento e obscurece a sensibilidade. Um encontro psicodramático produz imagens e informações, além de sensações, descobertas, dúvidas, interrogações. A etapa dos comentários corresponde ao momento da elaboração, da "digestão" de conteúdos, da organização mental. E, para tanto, é necessário espaço e tempo, esse mesmo tempo de que as pessoas hodiernamente se ressentem por faltar.

Ao menos nesses trabalhos grupais psicodramáticos semanais do Centro Cultural São Paulo é possível valorizar esse bem tão precioso e desejado, por meio das múltiplas formas de envolvimento e participação, incluindo a prática do pensamento e da reflexão sobre todo o processo, no mesmo dia em que é vivenciado e com as mesmas pessoas com quem é criado.

Referências bibliográficas

Baptista, M. A. "Psicodrama e educação". In: Marra, M. M.; Fleury, H. J. (orgs.). *Grupos: intervenção socioeducativa e método sociopsicodramático*. São Paulo: Ágora, 2008.

Boal, A.; Rolnil, S.; Luz, C. "As novas subjetividades e a criação coletiva". In: Pardo, A. L. (org.). *A teatralidade do humano*. São Paulo: Sesc-SP, 2011.

Fernández, A. *Psicopedagogia em psicodrama – Morando no brincar*. 3. ed. Rio de Janeiro: Vozes, 2001.

Gros, F. "Da morte do sujeito à invenção de si (experiências de pensamento e exercícios espirituais estoicos a partir de Michel Foucault)". In: Novaes, A. (org.). *A experiência do pensamento*. São Paulo: Sesc-SP, 2010.

Miranda, D. S. "Essencialidade e representação". In: Pardo, A. L. (org.). *A teatralidade do humano*. São Paulo: Sesc-SP, 2011, p. 17-9.

Novaes, A. (org.). *A experiência do pensamento*. São Paulo: Sesc-SP, 2010.

Pardo, A. L. (org.). *A teatralidade do humano*. São Paulo: Sesc-SP, 2011.

13. A utopia moreniana no Centro Cultural São Paulo

Márcia Almeida Batista

Este texto é produto de reflexões que os nove anos fazendo parte da coordenação do psicodrama público do Centro Cultural São Paulo (CCSP) me proporcionaram. Nesse período, atuei tanto como diretora do psicodrama – pelo menos duas vezes por ano – como acompanhando pessoas que convido para serem diretores – ao menos quatro vezes por ano.

Confesso que são momentos que demandam uma enorme energia. Porém, dirigir ou acompanhar diretores exige energias diferentes. Como diretor, medo, ansiedade, curiosidade e disponibilidade estão presentes, além de uma profunda confiança no trabalho de grupo.

Acompanhando o diretor convidado, sinto-me mais solta, mais livre. Posso observar o grupo e decidir, como qualquer um de seus participantes, se entro no contexto dramático ou permaneço como plateia. Quanto mais experiente for o diretor e se ele já tiver uma unidade funcional, ou seja, se convidou um ou mais egos-auxiliares para trabalhar com ele, o mais comum é que eu exerça apenas o papel de participante do grupo. Com diretores iniciantes, sinto-me responsável para dar respaldo caso tenham alguma dificuldade. Algumas vezes sou chamada a participar como ego-auxiliar e a ajudar o diretor a exercer o seu papel, a "ler" o grupo ou atuar na cena a seu pedido.

Esses convites a outros diretores feitos pela coordenação do psicodrama público do CCSP, além de ampliar o número de colaboradores, favorece diversas formas de direção, diferentes olhares e concepções do que pode e/ou deve ser trabalhado no espaço. Também possibilita pesquisas tanto sobre o psicodrama como método quanto sobre os temas presentes em nossa sociedade.

No psicodrama público do CCSP, trabalhamos com atos terapêuticos, ações com começo, meio e fim no mesmo encontro, sem outra continuidade. Ao mesmo tempo, temos a certeza de que no próximo sábado outro diretor estará lá, e um novo grupo se constituirá, com novos e antigos participantes. Criam-se tensões entre os que se sentem donos do espaço – por virem há muitos anos e com frequência – e outros participantes. Faz parte do humano o desejo pela permanência e pela continuidade, e lidar com a ideia de que a cada momento construímos um grupo diferente nem sempre é fácil, tanto para os presentes quanto para os diretores.

Do ponto de vista de um psicólogo clínico, que atua a maior parte do tempo na clínica privada, essa forma contrapõe-se ao trabalho processual a que está acostumado. Nada nesse espaço tem sequência garantida, e tal ausência de continuidade nos coloca questões de como lidar com o desconhecimento sobre aquilo que acontece posteriormente com os participantes do ato, em especial com o(s) protagonista(s) do dia.

Cada participante, se desejar, pode comparecer a um ato após outro, mas o grupo e o diretor não serão os mesmos. Isso favorece a não institucionalização, isto é, não há donos do espaço nem restrições à participação no grupo, e inclui a possibilidade de deixar em aberto algumas perguntas para os participantes, perguntas essas que surgem no trabalho de psicodrama tanto de ordem pessoal: "Será que sou mesmo assim? Por que estou sempre me escondendo?", como política: "Como lidar com políticos corruptos? O que fazer com a violência da cidade?", de ordem ética: "Como me posiciono perante o chefe que rouba?", ou qualquer outra dimensão da vida em sociedade.

Não buscamos causas ou respostas, e as perguntas iniciais podem gerar mais perguntas. Tudo ocorre nesse grupo. O modo como acontece, como as pessoas se apropriam ou não do ocorrido e se responsabilizam ou não por ele são questões que cabem a todos os presentes.

Em cada ato, o foco pode ser diferente: psicodramático – trabalhando uma questão de ordem emocional – ou sociodramático – em que o tema é visto numa perspectiva social. Embora um foco contenha, necessariamente, o outro, podemos pontuar o que foi trazido com base nas diferentes perspectivas.

Alguns passos são de responsabilidade do diretor, como favorecer a construção do contexto grupal e possibilitar aos participantes encontrar seu *status* sociométrico naquele grupo, naquele momento. Ou seja, ajudar os novos a se integrar e os antigos a perceber que há um novo grupo de trabalho naquele dia. Minhas perguntas como diretora: quais grupos estão presentes? Que grupos do contexto social eles representam? Que configurações grupais constroem para este trabalho? Quais papéis sociais estão sendo jogados?

O diretor deve aprender a não tomar exclusivamente para si a responsabilidade de decidir o que fazer ou o melhor a ser feito, mas abrir espaço para que cada um arque com o cuidado consigo e com os outros. A proposta é trabalhar o que o grupo deseja, o que implica negociações entre todos os participantes. Cada pessoa presente será partícipe da construção do grupo, da escolha do tema e corresponsável pelo que será realizado, seja cuidar do sofrimento de alguém, lidar com as diferenças existentes no grupo e com as questões sociais ou políticas trazidas.

Essa construção de possibilidades faz que o diretor tenha de lidar com a falta de organização e o caos presente no início do trabalho, favorecendo a busca do grupo pela organização. O grupo é capaz de se estruturar e o diretor pode atuar com ele iluminando os diferentes movimentos que vão ocorrendo, suportando não colocar ordem até que ela se faça pelo diálogo entre os presentes. Assim, os participantes vão se responsabilizando pelo que constroem, algumas lideranças surgem, e saímos da dependência da liderança formal do diretor.

Para Moreno, o grupo não se caracteriza por um simples somatório de pessoas, ele tem uma estrutura própria. Isso favorece um grupo saudável mesmo que seus membros sejam portadores de diagnósticos que os identificam como doentes mentais. Da mesma forma, pode ser constituído como um grupo doente mesmo que os participantes não possuam um diagnóstico que os identifique como pessoas com dificuldades psicológicas. No CCSP isso tem sido uma verdade, e o trabalho se faz sem que, como costuma dizer um dos participantes habituais, "seja necessária uma investigação diagnóstica prévia".

Isso traz contribuições importantes de todos os que vão ao CCSP para um verdadeiro trabalho de inclusão. Não se trata de incluir apenas aqueles vistos como marginais à sociedade, mas também os que pertencem à sociedade de uma forma mais ampla, com vários personagens e diversos *scripts*.

De um dos participantes: "Venho aqui porque o psicodrama do Centro Cultural é como um buraco no muro de Berlim: é poder passar pelo buraco no muro. Vir ao CCSP é um enorme alívio porque é o único lugar onde podemos tratar questões sem precisar ter um título de doente para isso".

Então, tratar de questões pessoais não é necessariamente tratar uma doença, não sendo preciso ser doente para isso. Possibilita também não ser entendido em qualquer questão com base no referencial de uma doença, mas pelo ser humano que é.

> [...] A denominação de "patológico" não tem para nós sentido absoluto. Do ponto de vista do universo não existe "patologia", mas apenas do ponto de vista da ciência humana. Pensamos em desvios das normas culturais e leis sociais, ou em vazio espiritual que muitas vezes contribuem para uma piora do *status* sociométrico do indivíduo. (Moreno, 1999, p. 89-90)

Falar de saúde e doença em termos socionômicos perde seu sentido quando Moreno nos afirma que normal e patológico são definições dadas por determinada ciência, nada é normal ou patológico em si. Para ele, tudo que fazemos são possibilidades humanas, o que permite contextualizar o que ocorre no CCSP para além de uma etiologia e de um enquadre psiquiátrico. Cada participante, ainda que alcoolizado ou em surto psicótico, tem uma contribuição a dar a todos os outros.

A saúde de um grupo depende de sua possibilidade de movimento, tanto entre os seus membros, permitindo que alterem suas posições sociométricas, quanto com outros grupos. A construção de novos vínculos e o questionamento das conservas culturais também abrem espaço para a criatividade e a espontaneidade no exercício de novos papéis.

No CCSP constituem-se grupos que produzem movimento, saem do estabelecido socialmente e permitem novos encontros entre pessoas que em seu cotidiano não se encontrariam. Com isso, confrontam-se conservas culturais e abrem-se novas ideias e formas de estar; é um território que permite novas explorações e o exercício de novos papéis. Somos confrontados com nossas posições transferenciais por meio da possibilidade de diálogo, que abre possibilidade para tele. "Todo grupo patológico é essencialmente um grupo de 'transferência' [...] Um grupo não pode viver apenas de 'transferência'. É necessário que surjam estruturas tele, para assegurar sua integração construtiva e sua unidade" (Moreno, 1999).

Apesar de não ter como foco a cura, o psicodrama tem se mostrado em sua perspectiva terapêutica, pois ao produzir movimento favorece a mudança. Os participantes exercem novos papéis, questionam velhas ideias, vivenciam outras posições sociométricas e invertem papéis com os outros. O psicodrama cria desconforto com o estabelecido e permite novas formas de estar no mundo e em relação ao outro.

Com respeito ao grupo, trabalhamos sem um número-limite de participantes e sem o controle de variáveis como idade, *status* social, grau de cultura, diagnóstico de cada um, nos aproximando da proposta moreniana que entende que o grupo deve conter o maior número possível de características presentes na sociedade. "Não há um número 'astrológico' ideal para o tamanho do grupo. [...] É importante para o tamanho do grupo a capacidade de contato emocional que um indivíduo pode atingir terapeuticamente" (Moreno, 1999).

Os participantes representam um grande contingente da sociedade na qual estamos inseridos. São pessoas de todas as regiões da cidade que raramente teriam essa oportunidade de se relacionar. Desse modo, podemos também perceber tanto as conservas da sociedade paulistana como as diferentes formas de lidar com elas. Os *scripts* prescritos para os papéis sociais ali vividos no contexto dramático são mais claramente percebidos e, assim, são questionados com base nas subjetividades presentes.

No Centro Cultural, as pessoas frequentam o espaço livremente e decidem se querem ou não participar da dramatização e a necessidade ou não de tratar certas questões, mas estão sujeitas, como em suas vidas, ao clima do grupo e aos diferentes desejos de cada participante. O espaço aberto, a liberdade de ir e vir permitem que o grupo vá se autorregulando, buscando uma possibilidade de trabalho conjunto. Ao se constituir, o grupo inclui e exclui as pessoas, situação com que nem sempre é fácil de lidar. Porém, ao respeitarmos e pontuarmos os diferentes movimentos presentes, também nos damos conta da impossibilidade de abarcar o todo.

Como diretores, muitas vezes nos afligimos com a saída de alguns sem considerar essa regra descrita por Moreno, e a saída de alguns não é necessariamente ruim.

Segundo Moreno, o homem se constrói na relação. Propiciar diálogos entre os participantes, levando-os a criar algo conjuntamente, é facilitar o crescimento dessas pessoas. Aí o grupo explicita também as contradições existentes em nossa sociedade e as diferentes formas de lidar com elas.

Como lidar com as falas caóticas do início do grupo e propiciar de fato o diálogo quando a função do diretor não é pôr ordem? Podemos pontuar o que ocorre, contribuindo para que aquele que fala perceba para quem fala, ou melhor, para quem quer falar e de que lugar fala. Falar desde um lugar, falar no papel, falar para alguém. A fala precisa ter uma direção. A ideia é que a relação eu/tu seja favorecida. A direção das falas vai construindo o grupo. Ao nos darmos conta disso, passamos a orientar o grupo a mudar sua condição de autor para autor/ator, construindo seu *script* com uma ação espontâneo-criativa por meio das relações sociais que ocorrem quando cada participante assume novos papéis.

O trabalho com psicodrama implica a noção de papel, de sociometria. Trabalhamos então com a sociodinâmica, revelando os movimentos das relações sociais, a sociometria, que permite medir essas relações e a sociatria que trata delas.

Quanto mais trabalho no CCSP, mais me acerco da utopia moreniana e percebo o profundo respeito que Moreno tinha por todos os seres humanos. Cada uma de suas ideias serve como balizamento para uma direção, e vejo como ele afirmava na concepção de sua utopia. Ali, cada dia de direção provoca novos desafios e o encontro com o inesperado. Os participantes se dispõem tanto a falar de si quanto a ouvir sobre o outro, e descobrimos como de fato somos humanos, demasiadamente humanos, como no título do livro de Friedrich Nietzsche. Vemos também a importância do grupo para podermos lidar com os desafios da vida.

Como diz Moreno (1992, p. 203):

> [...] Estas pessoas tornam-se participantes e observadores dos problemas dos outros, tanto quanto de seus próprios, contribuintes principais à pesquisa sociométrica. Sabem que quanto mais explícitas e exatas forem ao expressar o que desejam, seja como coadjuvantes em uma peça, companheiros de mesa em um jantar, vizinhos em uma comunidade ou mesmo como companheiros de trabalho, melhores serão suas chances de conseguir, em seu grupo, a posição que chegará o mais perto possível daquela que antecipavam e desejavam.

Referências bibliográficas

Moreno, J. L. *Fundamentos de la sociometria*. Buenos Aires: Paidós, 1972.

______. *Quem sobreviverá? Fundamentos da sociometria, da psicoterapia de grupo e sociodrama*. v. 1 e v. 3. Goiânia: Dimensão, 1992.

______. *Psicoterapia de grupo e psicodrama*. Campinas: Livro Pleno, 1999.

14. O SOCIOPSICODRAMA PÚBLICO COMO PRÁTICA DE LIBERDADE – TEM UMA PEDRA NO MEIO DO CAMINHO SUAVE

Rosane Rodrigues

Sou da geração que conquistou a democracia no Brasil para que hoje todos pudessem usufruir da liberdade vigente, condição na qual se pode falar o que se pensa sem temer ser denunciado, preso ou torturado por isso. No entanto, a falta de liberdade e o autoritarismo deixaram sequelas relevantes. Uma delas que chama especial atenção é exatamente a dificuldade em exercer a liberdade e a democracia devido a uma coletiva imaturidade política e à falta de referencial de como usar os instrumentos democráticos. Provavelmente ainda levará algum tempo até que a sociedade brasileira aprenda a usar seu poder de ir e vir e de mudar o curso da coisa pública, coletivamente.

Entretanto, espaços como o dos sociopsicodramas (SPDs) públicos no Centro Cultural São Paulo (CCSP), o pioneiro, e alguns de seus desdobramentos replicados pelo Brasil afora oferecem proteção e total direito à liberdade, mesmo que usadas de maneira torta, atrapalhada, sem foco ou sem representatividade alguma. E trato aqui justamente da liberdade de ainda não estar pronto para ser livre.

Considerando que tentar abranger o projeto como um todo me levaria a generalizações em que correria o risco de cair numa ampliação diluidora, opto aqui por um refletir fertilizado por uma única intervenção. Também escolho neste capítulo não falar da metodologia do teatro de reprise[1], que tem sido a mais utilizada em minhas direções. Embora acredite que o método possibilite um resultado de grande potência grupal, por meio da mobilização do coinconsciente e da cultura comum, aqui minha proposta é a de "iluminar" o tema da liberdade e explicar um método específico, o que disputaria com o tema.

No ano em que o projeto dos SPDs públicos do CCSP completou dez anos, em certa manhã de fevereiro, dirigi uma intervenção na Sala Debates com um público de cerca de 50 pessoas. Esse evento, assim como muitos em que tenho

1. Trata-se de uma modalidade de sociopsicodrama em forma de ato único, em cuja etapa de ação dramática são apresentados ciclos intercênicos e uma equipe de ego-atores e ego-músicos, preparados para uma ressonância estética, realiza improvisações com combinação prévia, inspiradas em cenas vividas e relatadas por narradores espontâneos (ver Rodrigues, 2008, p. 113).

atuado ou participado com a direção de outros colegas, entre os mais de 400 trabalhos desde que o projeto começou, foi apenas mais um dos momentos especiais no qual o público se manifestou com liberdade e retratou flagrantes preciosos da nossa sociedade atual por meio de seu cotidiano. Nessa manhã, os assíduos frequentadores, ao serem convocados por mim a partilhar com os estreantes as razões de voltarem aos SPDs públicos do CCSP, afirmaram que as pessoas que vão ao projeto ficam mais comunicativas. Segundo eles, algumas pessoas melhoram até de vida financeira, pois se expressam melhor nas entrevistas de emprego e relacionam-se de maneira diferente e melhor. Outros participantes se interessaram em voltar a estudar ou construir caminhos criativos para suas vidas. Também disseram que não viram grupos parecidos em nenhum outro lugar.

Não havia nenhum tema previamente definido; entretanto, nesse dia, nosso tema protagônico acabou sendo a opinião do grupo sobre a cartilha *Caminho suave*, "proibida" pelos órgãos educacionais do país de acordo com uma participante. De fato, essa participante, uma professora, explicou que o motivo da proibição seria produzir uma educação menos maniqueísta. Tudo começou porque um dos frequentadores assíduos falou sobre a cartilha no "aquecimento vincular"[2]. O que só eu sabia, pois ele havia me dito antes de começar o evento que voltara a estudar e estava bem feliz com sua cartilha *Caminho suave*, tão duramente criticada durante o decorrer da intervenção pelo grupo presente. Essa é uma das características do projeto: cada qual pode ter e manter sua opinião e ainda assim pertencer a um grupo, intercambiar experiências e coconstruir novas possibilidades.

O grupo, no entanto, atacou a cartilha dizendo que "emburrece" as crianças e não permite que elas pensem. Para quem não lembra, o *Caminho suave* era voltado para o início da alfabetização. Da autoria de Branca A. de Lima (1911-2001), foi um *case* editorial, pois vendeu de 1948 até 1990 cerca de 40 milhões de exemplares. Mesmo depois de retirada do catálogo do Ministério da Educação (MEC) em favor de uma alfabetização baseada no construtivismo, ainda vende cerca de dez mil exemplares por ano.

Em entrevista à *Folha de S.Paulo*, em 1997, a autora relatou que quando começou a lecionar, em cidadezinhas no interior paulista, a prática pedagógica utilizada para a alfabetização era o "método analítico". Com o fim do Estado Novo, em 1945, as autoridades do MEC chegaram à conclusão de que o "método analítico" estava superado, e deram liberdade didática aos professores. Foi observando a dificuldade de seus alunos que Branca criou o método que ela própria denominou "alfabetização pela imagem". A letra "a" está inserida no corpo de uma **a**belha, a letra "b", na **b**arriga de um **b**ebê, o "o", dentro de um **o**vo e assim por diante. Es-

2. Termo cunhado pela autora para designar a primeira parte do aquecimento, em que se estabelecem o vínculo e o contrato coconsciente com o grupo (Rodrigues, 2008, p. 134-5).

pecialistas em pedagogia afirmam que as cartilhas *Caminho suave* e *Cartilha Sodré* (de Benedita S. Sodré) são os únicos métodos realmente brasileiros de alfabetização em português. Acredita-se que tiveram sucesso editorial porque unem o processo analítico ao sintético, facilitando o aprendizado[3].

Evidentemente, nesse dia não foram veiculadas informações tão sofisticadas sobre o assunto, pois a prioridade do projeto não é ser informativo, mas proporcionar a coconstrução com base no que o grupo já sabe e possivelmente despertar a curiosidade de buscar mais. Vale notar que não é verdade que a cartilha tenha sido proibida, como foi dito de maneira coloquial pela professora, mas realmente foi retirada do catálogo pelo MEC. Igualmente, não é fato que ela estivesse associada diretamente ao regime militar, como o grupo supôs.

Como sociedade, costumamo-nos considerar contemporâneos, pós-modernos, construtivistas e tecnologicamente avançados. Contudo, os frequentadores do projeto dos SPDs públicos do CCSP têm evidenciado que isso é o que queremos ser, pois, fora os especialistas, ainda engatinhamos na democracia e em assuntos como inclusão, educação de adultos e relacionamento humano. Digo isso, em primeiro lugar, por ser um espaço de liberdade tão raro no país. E em segundo porque, quando se pode usar a liberdade da maneira como é vista nessa intervenção, os grupos precisam buscar a repressão de épocas anteriores ou atuais para se balizar. Não é incomum que alguns tentem fortemente impor suas ideias, desqualificando a dos outros e se atrapalhando no uso da liberdade. A possibilidade de falar e coconstruir ideias com reais garantias de que todos tenham voz e sejam ouvidos por seus pares é tão nova e revolucionária que faz que os usuários desse projeto voltem e alertem os outros sobre a liberdade que possuem ali, uma liberdade regulada por um líder, materializado na figura do diretor e da equipe, e por uma metodologia consistente como o SPD.

O conteúdo de algumas intervenções, como essa da qual destaco fragmentos, flagra uma possível explicação da causa de não termos conseguido até agora, como nação, nos juntarmos em pequenos ou grandes grupos e fazer valer o que a sociedade brasileira precisa para melhorar a educação do país.

A estratégia de direção nesse dia foi a criação coletiva (Rodrigues, 2008, p. 106), com foco "sociointegrativo comunitário"[4], tendo como formato da sessão a "comunidade em cena"[5] e um ato com participantes em processo, que compreendeu os assíduos, os estreantes e os frequentadores ocasionais. Resolvi, nesse

3. Cartilha *Caminho suave*. Disponível em: <http://pt.wikipedia.org/wiki/Caminho_Suave>. Acesso em: 17 mar. 2013.

4. Em artigo publicado por mim (2008, p. 106), divido o foco da produção dramática em superação de dificuldades, aprendizagem ou sociointegrativo.

5. No mesmo artigo supracitado (ibidem, p. 134-5), divido os formatos de sessão em psicodrama, sessão aberta de psicoterapia, sociodrama, sociodrama tematizado, axiodrama e comunidade em cena.

dia, que proporia um teatro, já que dois atores profissionais, Luciana Sousa e Eduardo Coutinho, estavam acompanhando a atividade. Qualquer um da plateia poderia pensar em uma cena hipotética e contracenar com um dos atores, fazendo pequenas vinhetas. Opto por não relatar partes do aquecimento que realizei, por motivos de foco. A cena improvisada ocorreria mediante cada um de seus atores simplesmente aceitar a proposta de jogo do outro: um espontâneo e o outro um ego-ator[6]. Chamei isso, no dia, de "teatro de repente", inspirada pelos repentes de música folclórica brasileira. Entretanto, trata-se de um "teatro espontâneo", visto como modalidade.

Houve uma cena da renúncia do papa, com satanás tentando se cumpliciar com seu substituto e uma dupla querendo saber onde estariam os bastardos (e concluindo sermos todos bastardos), que se dirigiriam de trem à terra de Bastos, onde nasceriam os bastardos. Contudo, a cena que "pegou fogo" na plateia, pois integrava todos os temas anteriores de maneira esplêndida, foi a de uma mulher que dizia ser nada menos que o mestre Paulo Freire.

Essa senhora, com cerca de 60 anos, que literalmente pulou no palco, parecia saber pouco sobre o que o mestre havia escrito e igualmente mal conseguia defender suas ideias sobre uma educação de liberdade, mas se portava como um D. Quixote, "possuída" pelo personagem. Os ataques a essa figura por meio de personagens que foram subindo ao palco eram ferozes e "embolorados", semelhantes aos do tempo de forte repressão política da época da ditadura brasileira: jornalistas, políticos, militantes etc. Até o personagem de Lula foi convidar Paulo Freire para ser ministro da Educação. Vale destacar que dirijo permitindo a entrada de personagens da plateia e dificilmente peço para o autor da cena indicar pessoas para isso. Conto com o próprio aquecimento coinconsciente de quem tem algo a dizer em cena. Ainda corria uma trama paralela sobre os bastardos que seriam supostos filhos de Paulo Freire, mas não reconhecidos por ele. O personagem Freire estava atônito, pois era intensamente assediado. Também havia dois protetores de Freire que se batiam entre si, um agendando horários para quem quisesse encontrá-lo, filtrando em demasia o acesso ao mestre, e o outro o defendendo, mas nem olhando para Freire e exigindo a organização de um teatro fórum, aos moldes de Boal.

Houve uma tentativa de organização do tal teatro fórum, com partes contrárias em que um dos lados entoava como hino a música *Pra não dizer que não falei das flores*, de Geraldo Vandré, sendo puxado por uma moça que certamente nasceu depois do final da ditadura. De outro, os ferozes repressores, que a rigor representariam a cartilha *Caminho suave* e cuja música seria a da Voz do Brasil e, portanto, *As Bachianas* de Villa Lobos. Ao centro, o personagem de um aluno.

6. Moreno (1987, p. 458) diferenciava ego-auxiliar de ego-ator.

Eram incríveis o envolvimento das pessoas e a tomada do poder para se apropriar de seu destino. Mas o tempo do relógio exigia um encaminhamento. A liberdade tem seus limites na responsabilidade.

Então, a professora que falara no início que a cartilha estava "proibida" voltou à cena, como professora mesmo, eleita pelo grupo para conduzir o final. Uma série de personagens crianças, feitos por adultos, surgiu à sua frente, comportando-se de maneira ou muito obediente ou enfrentando os limites da sala de aula. Com o personagem Paulo Freire convertido em estátua, a professora começou a dar aulas da maneira "mais moderna": ela pediu às crianças que virassem suas cadeiras umas para as outras.

O primeiro uso integrado da liberdade ou primeira catarse de integração se deu nesse momento: as crianças não queriam mais conversar sobre algo fora da sala de aula e se interessavam umas pelas outras e pela opinião de cada uma. Imediatamente, o personagem "criança cega" que havia entre eles foi incluído, sem grandes esforços da professora, já que essa tinha facilitado a relação direta entre as crianças.

O segundo uso integrado da liberdade, por proteção da direção sociopsicodramática, foi quando um dos personagens, que era dos ferrenhos repressores, disse que se convertera no que chamou de "neodireitista". Imbuído da convicção de uma educação feita de cima para baixo e de fora para dentro, pousou sua mão no ombro de um dos personagens crianças e iniciou uma doutrinação. Interferi, perguntando à plateia se aquilo seria possível, pois entrou um adulto estranho numa sala de aula que contestava a autoridade da professora, dizendo verdades às crianças.

Vejo como uma das funções mais importantes do diretor, nesse ambiente público de criação coletiva, garantir e proteger o discurso nascente da liberdade, quando o grupo coletivamente cria referenciais novos de expressão. Não estamos autorizados a induzir discursos de qualquer natureza nem devemos fazê-lo, como diretores, mas podemos e devemos proteger o discurso nascente cocriado e livre, denunciando e marcando o papel social, nesse caso legítimo, do educador cotidiano: a professora. A professora comum, que produzira o primeiro uso integrado da liberdade de colocar os alunos frente a frente para se relacionarem e despertarem de fato para o aprendizado, produzindo a busca de seus próprios destinos, como grupo e como indivíduos livres. A plateia respondeu que não poderia haver aquele personagem "neodireitista" e que ele teria de sair, pois nem os pais nem a escola permitiriam aquele comportamento, mesmo que fossem de direita. Não havia justificativa dramática para esse personagem.

O compartilhamento deu abertura para algumas pessoas se colocarem e capturarem o ocorrido, devolvendo-o ao contexto grupal, de maneira a integrar o acontecido para cada um e a verificar o que teriam em comum com os "bastardos" do dia.

Um dos participantes mostrou-se bastante bravo com os discursos antigos que apareceram ali, mas eu diria que falar do antigo de uma maneira nova, como nesse caso, pode trazer uma compreensão bem diferente da que se tinha antes. Alguns outros se manifestaram com outra opinião. Um deles falou que trabalhava numa livraria e observava que eram vendidos muito mais livros estrangeiros do que brasileiros. De alguma maneira sua fala indicava que não estávamos valorizando as nossas coisas: os bastardos. A fala de um participante que frequentemente espera o final para se manifestar – e algumas vezes é muito desqualificador quando não aprova algo – foi uma rápido historinha: disse que trabalhou no início de sua carreira em um ambiente onde todos falavam o idioma sueco e ele não entendia nada. Todavia, com o passar do tempo, foi aos pouquinhos entendendo cada vez mais. Em sua fala, tranquilizava a todos e nos convencia de que entenderíamos as mudanças que estavam sendo discutidas, com calma e paciência. Disse que não dava para entender tudo de repente, e nos animou a usar nossa liberdade, gradativamente, uma prova evidente de como o próprio grupo se autorregula. Perguntei ao usuário que estava estudando com a cartilha *Caminho suave* como estava se sentindo, e ele respondeu que continuava gostando de aprender bem devagar e de forma bem-ordenada, com cada coisa em seu devido lugar. Ele teve direito, portanto, a uma opinião diferente do grupo: a de aprovação à cartilha.

Para encerrar o dia, quando tudo terminou, percebi que um dos usuários assíduos me esperava. Eu o conheço e vejo-o há muito tempo no projeto, hoje bem diferente do que há alguns anos, quando gritava e interrompia, provocando o que em outros ambientes terminaria em exclusão. Como no projeto dos SPDs foi sempre incluído, ele pôde, nesses anos, participar como um elemento de construção coletiva. Nesse final de manhã, trouxe um caderno em que anotara toda a sessão do dia. Disse-me que redescobriu no projeto sua capacidade de escrever. Sua anotação era muito interessante, e comecei a recordar sua entrada e saída de cena com personagens e seu caderninho, anotando e participando ao mesmo tempo. Pedi que me enviasse seus apontamentos com comentários. Em menos de uma hora eles estavam no meu e-mail. Minha ego-atriz também anotou, mas o registro dele tem um sabor especial, pois é a recuperação de suas competências, além de revelar seu jeito de ver as coisas. Reproduzo fragmentos de sua anotação, tal como me foi enviada, na crença de que essas pessoas são mais livres hoje por construírem juntas a liberdade que querem ter, e por me ensinarem a ter humildade nos meus estudos para que meu conhecimento não se descole de uma sociedade, na busca por uma utopia da inclusão, mas ainda muito aquém disso.

Fragmentos de registro

A pessoa começa a frequentar, melhora a espontaneidade, sociabilidade, fica mais comunicativa... A cartilha Caminho suave *está proibida por uma nova metodologia imposta, e essa voz não está imposta em outros espaços.*

Foi proibida por quê? A Caminho suave *era símbolo do militarismo, tinha uma ideologia (na época* hippie*) e ensina o que é certo, e não dá espaço pra [...].*

Meu caminho é de pedra, como posso sonhar? (Travessia, *de Milton Nascimento)*

Faltava abandonar a velha escola...

Referências bibliográficas

Caminho Suave, Cartilha. Disponível em: <http://pt.wikipedia.org/wiki/Caminho_Suave>. Acesso em: 17 mar. 2013.

Moreno, J. L. *Psicodrama*. São Paulo: Cultrix, 1987.

Rodrigues, R. A. "Intervenções sociopsicodramáticas: atualização e sistematização de recursos, métodos e técnicas". In: Marra, M. M.; Fleury, H. J. (orgs.). *Grupos: intervenção socioeducativa e método sociopsicodramático*. São Paulo: Ágora, 2008, p. 101-23.

______. *O teatro de reprise: conceituação e sistematização de uma prática brasileira de sociopsicodrama*. (Tese). Doutorado em Artes Cênicas. São Paulo: ECA-USP, 2013.

15. A MATERIALIDADE POLÍTICA DO SONHO

André Marcelo Dedomenico

A construção de uma geografia corporal

Ele sai à rua em direção à estação de metrô mais próxima de sua casa. Seu corpo ainda não está completamente consciente, seus músculos estão malemolentes, resultado de muitas horas na cama. Sábado, tudo um pouco mais lento do que a habitual pressa da cidade. O sol arde radiante por entre as árvores do parque, as colunas do museu brilham de vermelho, um ciclista passa pela calçada e quase se esbarram, o asfalto da grande avenida flui melhor por entre os carros, um desconhecido dá passagem na catraca do metrô. Dentro do trem muitos outros tipos, personagens da cidade, meio dormindo, meio acordados. Um grupo de jovens bem animados volta de algum *after-hour* da rua Augusta... uma cidade diferente da habitual vai entrando pelos seus poros num curto trajeto entre as estações Trianon-Masp e Vergueiro... a experiência de uma cidade-outra[1] dentro de uma megalópole enfurecida...

Dentro da megalópole enfurecida, a chegada àquele espaço não é menos insólita, os desfiles de personagens da cidade insistem aos olhos. Um burburinho de vozes provenientes das mais diversas direções o atravessa, uma polifonia espacial. Impassível em sua majestade rodeada por vidros que delimitam um dentro sem excluir o fora, um dentro-fora, duplo-caos que desmancha a dicotomia da dupla forma interior-exterior, pronta para ser ocupada, uma sala de nome musical: Adoniran Barbosa. Ela exerce uma força de atração aos que por ali derivam: entre, ela convida.

Convida a descer suas escadas em direção a um palco rodeado de cadeiras presas ao chão. Ainda sozinho, em suas mãos carrega uma mala de ferramentas acumuladas ao longo dos anos em práticas clínicas grupais. Há de tudo um pouco: iniciadores, jogos de

1. Michel Foucault, ao discutir sobre outros espaços, criou o conceito de heterotopia em oposição ao de utopia. Consideramos o palco psicodramático como espaço heterotópico: "Há também, e isso provavelmente em qualquer cultura, e qualquer civilização, lugares reais, lugares efetivos, lugares que são delineados na própria instituição da sociedade, e que são espécie de contraposicionamentos, espécie de utopias efetivamente realizadas nas quais os posicionamentos reais, estão ao mesmo tempo representados, contestados e invertidos. [...] Esses lugares, por serem absolutamente diferentes de todos os posicionamentos que eles refletem e dos quais eles falam, eu os chamarei, em oposição às utopias, de heterotopias [...]" (Foucault, 2009).

aquecimento, conceitos socionômicos, técnicas e elementos da ação dramática, objetos relacionais e, o mais importante elemento da mala, um amplo espaço vazio, virtual, repleto de possibilidades por vir, uma zona de contingência pronta à improvisação.

Improvisação. Ao descer seus degraus, cenas que ali se sucederam atualizam-se como num passe de mágica, encontros que ali se deram continuam a ecoar no infinito daquele espaço. Todas as coordenações grupais realizadas nos últimos anos estão a vagar por entre as paredes de vidro, iluminadas pelo sol que as transpassa, ressoando a cada passo naquele território as protagonizações, as tensões coletivas e toda uma memória que está guardada em cada uma das cadeiras presas àquele chão. A voz de Cesarino ainda é ouvida no psicodrama da cidade, a de Milene Féo a defender a direção de jovens psicodramatistas por lá – memórias que permanecem virtualmente como matéria para a criação de novos fios, novos bordados nos modos de existência com base em algum artifício grupal. Um misto de arte e de ofício para (re)contar uma história que continua a ser (re)criada a cada semana de seus personagens e das vidas que ali persistem, das muitas que ainda virão. Das vidas que ali se protagonizam em toda(s) essa(s) história(s)...

Toda(s) essa(s) história(s), ao simples gesto de colocar seus pés sobre o palco, tal qual a mordida na *madeleine* de Proust, inunda(m)-se de suas próprias lembranças de coordenador grupal. Povoa-se o palco. Em um de seus cantos está um personagem, Kafka, que depois de romper com a hereditariedade familiar, com uma identidade profissional, com sua religião e com a história que o determina, senta-se à beira de um abismo que separa o palco da plateia[2]... De outro canto surge uma multidão de personagens anônimas, que em bloco cruzam a diagonal do tablado até uma delas tropeçar numa pedra e criar um movimento de dispersão que se propaga em várias direções[3]. Depois do rompimento do círculo, um touro selvagem mantém-se impassível entre a domesticação e uma provável devoração[4]. Uma voz emerge da plateia: "Quero 15 segundos de silêncio. Quero ver e ouvir o silêncio". No palco, corpos mudos e sem voz[5], uma orquestra de sons viscerais e uma atmosfera de floresta, anímica, tomam conta dele[6]. Uma rajada de vento empurra folhas secas[7]. Anda por entre tais cenas que agora ocupam o palco, cada uma delas continua a ser um pequeno abalo sísmico em seu pensamento, no seu

2. Cena de *(Des)construindo Kakfa,* ato socionômico realizado no Centro Cultural São Paulo (CCSP) em 19 set. 2009. Codireção: Sylvia Ferraz Cardim.

3. Idem.

4. Cena de *Invasões bárbaras,* ato socionômico realizado no CCSP em 17 abr. 2010. Codireção: Sylvia Ferraz Cardim.

5. Cena de *A onça, o ladrão, a bunda e o sargentão,* ato socionômico realizado no CCSP em 11 jun. 2011. Codireção: Sylvia Ferraz Cardim.

6. Cena de *Derivas corporais*, trabalho socionômico realizado no CCSP em dois atos: 21 e 28 jan. 2012. Codireção: Claudia Fernandes.

7. Cena de *Vazio e criação,* ato socionômico realizado no CCSP em 22 set. 2012.

modo de compreender os fenômenos grupais de uma clínica-outra que se produz. Aproxima-se e (re)experimenta cada uma delas.

Experimentação I: A criação de um corpabismo

Um olhar para baixo, e um abismo adensa-se sob seus pés. Contempla o abismo por um longo tempo amarrado em suas correntes. Deu-se conta de que num primeiro instante tentara se segurar em tudo que pôde. Havia pulado apenas em imaginação, numa metáfora sobre saltos, quedas e abismos. De fato, estava preso firmemente às margens por correntes que o impediam de cair. Deseja uma ação-movimento... um movimento concreto, não imaginado.

> Mas se eu esperar compreender para aceitar as coisas – nunca o ato de entrega se fará. Tenho que dar o mergulho de uma só vez, mergulho que abrange a compreensão e sobretudo a incompreensão. E quem sou eu para ousar pensar? Devo é entregar-me. Como se faz? Sei porém que só andando é que se sabe andar e – milagre – se anda. (Lispector, 1998, p. 68)

Percebe-se que não é tão simples assim, nada é dado de uma vez. Como fazer das correntes que o prendem a matéria plástica de um paraquedas necessário? Precisa-se de um? Talvez. Uma queda brusca demais pode causar danos estruturais ao corpo. Um corpo estraçalhado de nada lhe valeria, pensa um desejo investido na entropia dos sistemas. Ou era exatamente disso que precisava? Um corpo aos pedaços, desestruturado, espalhado pelo abismo, um corpo-abismo... cada pedaço já era um corpo em si. Vence-se o medo e deixa-se de lado a segunda lei da termodinâmica que invadiu as ciências humanas e reduziu o corpo social e político à metáfora do organismo biológico, com suas hierarquias piramidais entre seus órgãos e suas funções predefinidas... O superaquecimento de um sistema humano, com a agitação extrema de suas moléculas, não provoca sua morte ou destruição, mas promove uma nova reconfiguração baseada em um rearranjo de suas forças constituintes. Sempre uma aposta, sempre um risco. Despedaça-se. Come o abismo e é comido por ele. Comeram-se mutuamente. Aos pedaços e de uma só vez. Corpabismo. Devoramento rápido. Relacionaram-se, produziram-se, misturaram-se, caíram. Um corpo no outro. Um outro no corpo. Um encorporamento a dois. Um encontro de corpos, muitos corpos se imiscuindo, se misturando, se penetrando. Corpos por todos os lados. Alguns vivos, outros nem tanto. Algumas larvas de corpos, corpos-larvas, corpos-ovinhos. Sentem-se empanturrados, uma náusea momentânea, sensação de *dumping*[8].

8. Sensação que alguns pacientes submetidos à cirurgia bariátrica têm depois da ingestão de alimentos.

Tenta agarrar-se a alguma coisa, mas a velocidade é grande e os corpabismos que caem junto também não sustentam a queda. Não servem como ponto de apoio. Reconhece muitos. Há um touro que o acompanha na queda. Papéis, papéis, papéis. Muitos papéis. Eles estão por todos os lados, como chuva de confete em tempos de carnaval. Agarra o touro pelos chifres, quase leva um coice.

Experimentação II: A criação de um corpo-multidão

A ausência de um centro gravitacional para onde tudo converge é uma das características mais marcantes da multidão[9]; fenômenos de aglutinação e de dispersão, repulsões e atrações podem ser vivenciados em tais agrupamentos; é sempre da ordem da afetividade dos corpos a política de subjetivação que está em jogo. Os corpos vivos ou o que resta deles espontaneamente resistem a qualquer captura, fluem por entre formas já dadas por uma ideologia dominante ou por fundamentos que determinam suas ações. Não se trata de crenças, uma multidão é antiteológica, talvez até demoníaca, mas de onde se investe o desejo nas ações engendradas, se numa vontade de verdade ou num movimento de diferenciação. Diferente do movimento das massas, no qual as expressões subjetivas estão homogeneizadas, sem diversidade, sobrecodificadas por alguma verdade teológica que as empurra sempre numa mesma direção e move-se como um corpo único e bem organizado, sua expansão dá-se pela destruição de qualquer diferença que está em seu caminho ao criar uma hierarquia de cópias, pela inclusão do que lhe é estranho e ameaçador tornando-o um igual; seu desejo é agregar o máximo possível de seguidores, trazê-los para dentro de seus círculos de poder, torná-los um. Na multidão, os fenômenos coletivos adquirem outra configuração, há uma proliferação heterogenética de singularidades, uma espécie de atração e de contágio entre seus elementos, uma anarquia coroada (Artaud, 1991) na qual as diferenças circulam sem um centro de atração gravitacional, visualizam-se movimentos de articulação e desmanche dos corpos, (re)tomadas de processos de singularização, de encontros ao acaso e contingentes ao afirmar a multiplicidade em seu caráter polifônico.

Agrupamentos podem funcionar ora como massas identitárias, organizadas e coesas, ora como multidões proliferantes, com seus elementos a caminhar em várias direções, a constituir redes de conexões e mapas em seus trajetos multidirecionais, um corpo informe em expansão browniana a habitar um espaço em comum, fugindo para todos os lados. Massa e multidão são duas linhas que, juntas, caminham e não param de se misturar, se entrecortar, se "enosar". Há reciprocida-

9. O conceito de multidão como resistência política (Hardt e Negri, 2005).

de entre essas duas políticas de subjetivação distintas: a subjetivação majoritária das massas a partir de um centro, do modelo-padrão homem-branco-neurótico--heterossexual-adulto-morador-de-uma-cidade-qualquer-trabalhador-pai-de-família que serve de medida para outras formas de expressão subjetivas; e uma subjetivação minoritária que de modo espontâneo transborda por excesso ou falta desse limiar de representação subjetivo.

Não se trata aqui de fenômenos numéricos quantitativos nem opostos, e sim qualitativos e coexistentes. A homogeneidade das massas e a heterogeneidade da multidão são as duas faces de um anel de Moëbius num processo grupal em que não se cansa de passar de uma a outra num movimento de vaivém constante entre forças inversamente proporcionais, a unidade da massa recalcando as diferenças da multidão, as forças de diferenciação em sua multiplicidade anárquica rearranjando as tendências unitárias das massas ao ganharem a superfície de um corpo coletivo. Trata-se de uma operação de transversalidade, que desmancha um vetor vertical das forças vigentes no contexto social responsável por criar uma hierarquia entre as diferenças e um vetor horizontal que torna homogêneo o desigual. O coeficiente de transversalidade de uma grupalidade é dado pela inequação $CMa/CMu < 1$, em que CMa é o coeficiente de massa e CMu, o coeficiente de multidão. Qualquer valor menor do que 1 nessa relação garante a criação coletiva, num processo de diferenciação e de rearranjo de formas cristalizadas de existência.

Experimentação III: O devir-animal

Bovinos têm em seu sistema digestivo um mecanismo de ruminação essencial para o catabolismo dos alimentos que ingerem. As inúmeras idas e vindas em seu estômago do material deglutido conseguem digerir a celulose para extrair seus componentes energéticos – os carboidratos, na forma de glicose – fundamentais para suas vidas. A celulose é um tipo de polissacarídeo de alta complexidade encontrado no mundo vegetal e não digerível pelos corpos humanos. Pobres humanos! Deficientes nesse tipo de processo digestivo, mas necessitados também de glicose como fonte energética, inventaram ao longo dos séculos inúmeras formas de preparo para seus alimentos. Criaram a cultura e se separaram de uma suposta natureza. Criaram dicotomias entre as vidas selvagem e civilizada, chamando de bárbaros todos os que são externos aos seus círculos de reconhecimento e todos os que estão de fora de suas fronteiras demasiado humanas. Eles se acostumaram a viver em currais com seus saberes e a esquadrinhar o espaço da existência por meio de suas categorias diagnósticas e de (re)conhecimento, criaram identidades rígidas de classificação de si mesmos e dos demais viventes. Verdadeiros círculos concêntricos de significantes despóticos que com base em um centro e com seus sacerdotes tudo codificam, numa ilusão de conhecimento que a modernidade em seu humanismo piedoso lhes proporcionou. Os touros assistem de modo impassível a todo esse processo de tentativa de dominação de outras formas de vida e de mundos[10].

Mas o gesto bárbaro (Dumoulié, 2004) também pode ser compreendido por sua positividade e seu anacronismo, no sentido do intempestivo de Nietzsche, no esburacamento que, em sua emergência, produz nas formas cristalizadas de existência deixando atrás de si um vazio institucional originário propício à criação, um mundo-outro que surge nas fissuras deste mundo. Uma ação criadora, nesse sentido, é sempre bárbara, como Moreno (1997, p. 84-5) descreve o ato da criação:

> A terceira característica é sua irrealidade, a qual tem por missão mudar a realidade em que surge; algo anterior e além da realidade dada está operando num ato criador. Enquanto um ato vivente é um elemento de nexo causal do processo vital da pessoa real, o ato criador espontâneo faz parecer como se, por um momento, o nexo causal tivesse sido quebrado ou eliminado.

Tal ato de criação provoca uma ruptura, uma quebra no nexo causal. O tempo não mais como uma sucessão de momentos presentes, não mais como linearidade. Não é mais possível um retorno ao mesmo, pois uma diferença já se atualizou. Num processo de criação, alguns mundos sucumbem, desmoronam diante do inesperado; outros se atualizam, e é o próprio movimento da vida que aparece, o próprio tempo que se bifurca. Tais linhas de criação, ao romper com a direção linear e histórica do processo grupal, são da ordem do intempestivo por emergirem de um possível determinismo histórico, mas fugirem dela a todo momento.

Experimentação IV: Silêncio, animismo e devir-imperceptível

O que resta da ação teatral quando dela são subtraídos os elementos que representam o poder: a história com suas determinações, a estrutura da narrativa linear com suas constâncias e invariâncias, a hierarquia de funções dos papéis/personagens, o início e o fim das coisas, o diálogo que transmite os mesmos elementos de poder já incorporados às palavras com seus significados já dados e naturalizados? Trata-se de uma operação minoritária em que a positividade do que está recalcado emerge, palavras ainda sem idioma afloram, pedaços de coisas são articulados em novas reconfigurações, colocados em variação contínua.

10. Fragmento do processamento do ato socionômico *Invasões bárbaras*, já citado.

Carmelo Bene (ver Deleuze, 2010), diretor de teatro italiano, retira das peças de Shakespeare todos esses elementos e uma nova potencialidade emerge. Tudo se passa pelo meio, onde estão o movimento, a velocidade e a lentidão dos processos de tensionamento dos gestos e das palavras, onde as linhas do tempo se comunicam e bifurcam. Nesse teatro, não importam os conflitos, pois eles já estão normalizados, codificados, institucionalizados, já são produtos de determinadas relações de poder vigentes num contexto social. O conflito posto em cena é o de que a instituição prevê e controla, qualquer que seja ela, o Estado, a pedagogia, a psicologia, a psiquiatria, a sociologia... Ricos e pobres, palco e plateia, neuróticos e psicóticos, brancos e negros, homens e mulheres, heterossexuais e homossexuais, professor e aluno, dicotomias que massacram a potência dos corpos e geram ressentimento e exclusão.

Que mundos-outros emergem no palco grupal, no aqui e agora deste mundo, por um silêncio povoado de vozes inaudíveis e com base no movimento gerado pelo vento que, ao empurrar as folhas que caem das árvores, gera novos mapas, novos ruídos, novas necessidades de articulação e criação? É sempre um novo nascimento que tal ação criadora promove. O nascimento não é o que ficou para trás, num passado remoto ou imemorial, mas o gesto inaugural de uma grupalidade-por-vir, de uma comunidade-por-vir. É a fissura entre o que somos e o que estamos em via de nos tornar, a extração criadora da placenta cósmica que se carrega, o momento de maior espontaneidade da vida. Segundo Moreno (1997, p. 85), "o poeta não esconde complexos mas germes de forma e o seu objetivo é um ato de nascimento. Portanto, ele não está meramente seguindo um padrão; ele pode alterar o mundo criativamente. [...] a pedra angular de sua criação é o seu corpo".

Experimentação V: A criação de um corpo digestivo

Muito já foi dito sobre o processamento de um trabalho grupal, interessam-nos suas características processuais e de criação engendradas de uma coordenação ainda com as marcas da experiência presentes no próprio corpo, um desdobrar da experiência vivida. Um olhar voltado sobre si mesmo. Dobrar-se sobre sua prática e daí extrair/produzir novos sentidos. O verbo "processar", em seu infinitivo, é maquínico, numa dimensão de análise e produção com base nos elementos que se tem, dos signos que se apreenderam e das marcas corporais que permaneceram daquilo que foi vivido. É algo da ordem de uma digestão de partículas, signos e outros elementos estranhos que entraram pelas bocas situadas na superfície dos corpos: bocas oculares, olfativas, cutâneas, musculares. Metabolizar tais elementos estranhos ao próprio corpo e produzir novos compostos com eles. Anabolismo e catabolismo digestivo. Ruminação gástrica que entre idas e vindas dos signos-alimentos ingeridos produz novos compostos, novos sentidos, extrai componentes energéticos e vitais em sua análise-decomposição. Dessa forma, a escrita já não traduz uma realidade intraduzível nas suas intensidades, mas mostra-se como produção e criação de sentidos. Um processamento, mesmo ao relatar alguns fatos que aconteceram no trabalho grupal, não é pretendido como verdade última da realidade vivida, pois ao escrevermos já somos outros e no máximo podemos criar e expor a singularidade de um ponto de vista. Muitos outros deve haver.

Referências bibliográficas

Artaud, A. *Heliogábalo ou o anarquista coroado*. Lisboa: Assírio Alvim, 1991.

Deleuze, G. *Sobre o teatro*. Rio de Janeiro: Jorge Zahar, 2010.

Dumoulié, C. "Devir bárbaro ou a potência do caos". In: Lins, D.; Pelbart, P. P. (orgs.). *Nietzsche e Deleuze – Bárbaros, civilizados*. São Paulo: Annablume, 2004.

Foucault, M. "Outros espaços. 1984". In: Motta, M. de B. (org.). *Ditos e escritos III – Estética: literatura e pintura, música e cinema*. 2. ed. Rio de Janeiro: Forense Universitária, 2009.

Hardt, M.; Negri, A. *Multidão – Guerra e democracia na era do império*. Rio de Janeiro: Record, 2005.

Lispector, C. *Água viva*. Rio de Janeiro: Rocco, 1998.

Moreno, J. L. "As cinco características da ação criadora". In: *Psicodrama*. São Paulo: Cultrix, 1997.

16. Segurança alimentar e sustentabilidade – Quem sobreviverá?

Ceres Maria Campolim de Almeida

> "[...] o psicodrama se inscreve na encruzilhada das necessidades universais, de que a mais poderosa é a necessidade de comunicar. [...]"
> (Moreno, 1974b)[1]

Comunicando noções de psicodrama (sociopsicodrama) em espaços públicos

Na última década, as intervenções grupais que mais apreciei foram as práticas sociopsicodramáticas dirigidas na comunidade em espaços abertos ao público. O que percebo de inspirador em todos os tipos de atos socionômicos, especialmente os abertos ao público, é que independentemente de se propor um tema o imprevisto é o mais provável. Os encontros[2] interpessoais são fortuitos. Verifico no contexto dramático que as cenas, ao emergirem, já sofreram uma metamorfose representativa da relação eu-tu, sendo o "tu" o participante que não sabe a que veio, se sentou próximo na plateia, veio pra se expor, foi convidado a conduzir, entrou e saiu, chegou na metade, quis colaborar, veio para assistir, ou ainda aquele que foi ao palco, formou subgrupo e, calado, resmungando ou falante, contribuiu para a cena protagônica e para as demais cenas *afetando o outro* e *sendo por ele afetado*. Contudo, um estranhamento inicial se revela em rostos curiosos, corpos defensivos, olhares desconfiados. Depois da etapa de aquecimento, parece haver confiança de que o lugar comunitário, minimamente, acolhe os direitos de calar, falar, dançar, gritar, brincar, reclamar, esbravejar, enfim, jogar e fantasiar com sentimento de garantia na segurança entre o trânsito de fantasia e realidade.

Sejam as intervenções conduzidas com uma orientação temática ou com base nos protagonismos emergentes no contexto grupal, na etapa de compartilhamento é revelada a riqueza do encontro que nos remete a uma sensação de concretização, inclusão e pertencimento.

1. Frase extraída do prefácio da obra de Bour, Pierre. *Psicodrama e vida*. Rio de Janeiro: Zahar, 1974.
2. Encontro é um conceito em si, insubstituível. Move-se do EU para o TU e do TU para o EU. Ele "é sentir a dois", tele (Moreno, 1974).

A escolha de um tema[3]

Considero válido rever alguns fatos de minha trajetória pessoal no processo contínuo de formação de psicodramatista que migrou da posição contrária à adoção aos psicodramas temáticos por entender sua conveniência terapêutica e socioeducativa.

Desde o início da década de 1980, tive oportunidade de participar de atos psicodramáticos abertos ao público. Constatei diversos modos de divulgar e fazer acontecer o então denominado psicodrama público. Participei de eventos sociopsicodramáticos tematizados na Praça da Sé, na Câmara Municipal, no Teatro Brigadeiro, entre outros locais públicos da cidade de São Paulo. Nessa época, percebi que, ainda em psicodramas ou sociodramas considerados, classicamente, psicoterapêuticos por meio do protagonismo de um indivíduo ou de um grupo, o desenrolar das cenas envolvia toda a plateia, gerando compartilhamentos que denotavam "sensação curativa" mesmo naqueles que afirmavam não identificar-se com o conteúdo expresso nas cenas do protagonista. Por outro lado, nos atos socionômicos nos quais a equipe de direção propunha um tema e o grupo aceitava essa orientação, percebia-se o surgimento de uma consciência comum e de um senso de compromisso com o coletivo, confirmando possibilidades de trabalhos para o desenvolvimento de cidadania e estímulos para ampliação de consciência sobre as ecologias pessoal, social e planetária.

Nessa perspectiva, participei do Movimento Ética e Cidadania que, em março de 2001, aflorou no Movimento Psicodramático e ficou conhecido pelo tema "Psicodrama da ética" ou ainda "Psicodrama da cidade": "O que você pode fazer para ter uma feliz cidade?" Na participação desse evento, dirigi um ato sociopsicodramático no distrito de Perus[4].

Entre outros atos socionômicos, destaco o projeto Psicodrama no Centro Cultural São Paulo (CCSP) do qual participo na plateia como cidadã e moradora do bairro do CCSP. Também atuei em inúmeras cenas, participei de compartilhamentos ou apenas observei. Outras vezes, cheguei no meio e fiquei até o final; também já cheguei no horário e saí antes de acabar; fui convidada para dirigir e aceitei em cinco ocasiões[5]. Estou

3. Em obras traduzidas dos escritos de J. L. Moreno há relatos de "atos" abertos ao público em Viena, tal como o notável 1º de abril de 1921, dois anos após a queda do império Austro-Húngaro. No referido evento, uma poltrona foi colocada no meio do palco e as pessoas da plateia foram chamadas para assumir o papel do novo rei. Terá sido essa situação o *locus nascendi* da possibilidade de o diretor sociopsicodramatista propor uma temática a ser aceita ou não pelo grupo em atos socionômicos?

4. Detalhes sobre o Psicodrama da Cidade poderão ser acessados no site <http://www.armazemmemoria.com.br/psicodramadacidade/>.

5. Em 5 de abril de 2008, dirigi no CCSP um ato socionômico temático. Este se tornou a metodologia de pesquisa qualitativa apresentada como parte da monografia para a qualificação de supervisora, na Sociedade de Psicodrama de São Paulo (SOPSP), em 3 de abril de 2009, estando publicada com o título "Ato socionômico temático: Despertando a consciência das ecologias pessoal, social e do ambiente natural". *Revista Brasileira de Psicodrama*, São Paulo, v. 18, n. 1, seção temática, 2010.

certa de que, independentemente do lugar que assumi nos psicodramas do CCSP, o vivenciado foi singular, com efeitos inusitados ou reflexivos sobre o acontecido.

Assinalo ainda o ato socionômico que denominei "ecopsicodrama" dirigido no VII Congresso Ibero-Americano de Psicodrama (maio de 2009), na Praça Santo Domingo no centro histórico de Quito, Equador, em parceria com o grupo de teatro espontâneo de Cuba. O tema (ou seria lema?) ecopsicodrama surgiu no exercício de pensar a teoria e prática sociopsicodramática em suas implicações com valores humanos (axiodrama), e suas possibilidades de prevenção e cura de doenças físicas e emocionais causadas pela degradação socioambiental. A maioria dos participantes era congressista, porém cerca de 15 pessoas pertenciam evidentemente à comunidade local e manifestaram compreensão e apoio ao ato ecopsicodramático identificado como movimento para chamar a atenção da população sobre a importância de cuidar do meio ambiente, pois tudo depende da natureza. Os compartilhamentos dos congressistas expressaram gratidão pela vivência e muitos afirmaram que levariam a temática para seus espaços de intervenção grupal em diversos países. Ficou mais uma vez registrada uma força de reação positiva diante de atos socionômicos em lugares públicos.

Em práticas similares ao ecopsicodrama de Quito, na Sala Verde do município de Itapeva (SP), adolescentes e professores participantes desses atos socionômicos, na sequência de intervenções, afirmaram a adoção de atitudes ecologicamente corretas atribuídas à memória de dramatizações no ecopsicodrama. Como saber, entretanto, sobre os desdobramentos pessoais e coletivos em evento tão ampliado como na Praça Santo Domingo?

Segurança alimentar e sustentabilidade: quem sobreviverá?

Será esse o ato protagônico no universo das vivências antes referidas?

Acolhi sugestões para aprofundar a reflexão sobre a prática que inscrevi para intervenção em grupo de pequenos agricultores no VIII Congresso Ibero-Americano de Psicodrama, em maio de 2011, em Havana, Cuba (CIPC).

Minha motivação para o tema e a distinção do grupo tiveram influência do acompanhamento em trabalhos de assistência técnica e extensão rural com grupos de agricultores familiares na região do sudoeste paulista, onde são evidenciadas dificuldades para produção de alimentos agroecológicos (sem agrotóxicos e com manejo sustentável). Então, quando decidi atuar na comunidade em Cuba, a temática segurança alimentar, entendida como quantidade e qualidade de alimentos que garantam necessidades nutricionais e saúde da população, emergiu. Conhecedora, por meios midiáticos, de que o Estado, em Cuba, limita o consumo de forma geral, ponderei: poderá um sociopsicodrama temático colaborar com comunidades de pequenos agricultores cubanos?

Na inscrição do trabalho, coordenadores do CIPC questionaram a proposta temática e a especificação do grupo. Embora houvesse dificuldades de conexão *on-line* em Cuba, com o ir e vir de mensagens sucedeu entendimento. A princípio, a realização do sociopsicodrama seria em Quivicán, província de Mayabeque, local de pequenos ruralistas, distante 40 quilômetros da província de Havana; depois, local e público-alvo foram alterados devido ao fator tempo para o deslocamento de Havana a Quivicán.

Nancy Rial Blanco (mestre em Psicologia pela Universidade de Havana, membro da comissão do CIPC) e Guilhermo Arias (coordenador científico do CIPC) informaram que seria possível fazer o planejado na comunidade de Balcón de Arimao, onde havia pessoas e lideranças interessadas na implantação do projeto para cultivo de alimentos em pequenas fincas (terrenos) da periferia de Havana.

No domingo, dia 15 de maio de 2011, de manhã, cheguei à Casa Comunitária Paulo Freire. Emoções à parte, li na placa "Conselho Popular"[6] e imaginei que o local era favorável à presença de pessoas atuantes na comunidade. Fui apresentada por Nancy, que foi embora, ficando comigo Júlia Motta (psicodramatista brasileira), que participou como ego-auxiliar, e uma jovem universitária a quem solicitei fotografar e filmar.

Encontrei um grupo de 18 pessoas aparentemente simples, receptivas, a maioria mulheres, cinco com traços de liderança e um dos homens acompanhado pelo filho de 6 anos. Percebi um clima de expectativa, não conheciam o psicodrama.

Propus uma questão para aquecimento: "Para que vim hoje aqui?" Educadores, professores e cidadãos comuns buscavam melhores condições de vida comunitária; lideranças afirmaram que o convite feito por Nancy e Mariza (coordenadora da Casa Comunitária) apresentando minha proposta ao congresso veio ao encontro de anseios de contribuir para a segurança alimentar em Balcón de Arimao e outras províncias do território nacional; outros participantes vieram conhecer o psicodrama. Essas foram as respostas que registrei. Na sequência, explicitei características gerais da história do psicodrama e do método e propus, ainda em aquecimento inespecífico, movimentação corporal seguida de dança ao som de música cubana. O clima ficou descontraído e alegre, segui conduzindo o sociopsicodrama de forma clássica quanto às etapas, aos instrumentos e às técnicas.

Estabelecemos subgrupos com a orientação de produzir cenas representativas do desejo de realizações da questão temática. Ouvi uma das falas no subgrupo: "Importante se reunir para esse momento que todos vivemos. Parece que psicodra-

6. O sistema do poder popular em Cuba é constituído de Assembleia Nacional, assembleias provinciais, assembleias municipais, Conselho Popular e Circunscrição Eleitoral. Anita Leocádia Prestes, professora do Programa de pós-graduação em História Comparada da Universidade Federal do Rio de Janeiro. *Brasil de Fato*, 28 fev. 2013.

ma pode ajudar um pouco mais nessa educação popular que estamos fazendo, o psicodrama é assim como um complemento nas ideologias que nos ajuda a permanecer unidos e vou ter mais tempo para isso também..." Deduzo que se tratasse da busca de soluções para os problemas comuns.

Refletindo agora, percebo a subjetividade da direção entusiasmando o aparecimento de uma elaboração subliminarmente produzida por essa influência. Disponibilizei roupas, lenços e chapéus para quem quisesse caracterizar seus personagens. Para um grupo em primeiro contato com o psicodrama público, a estratégia facilita na criação de personagens.

A sugestão de formar subgrupos para a produção de cenas remete à expressão dos desejos e à visão de possibilidades no enfrentamento de conflitos coletivos; na condução do socionomista, se faz premente a imersão no sentido de atenção plena ao movimento anunciado nas dinâmicas e na disposição diretiva para intervir tecnicamente estimulando o fluxo espontâneo-criativo do grupo.

Descrição das cenas

Cena 1: Todos se movimentam como se tivessem nas mãos pás, sementes e regadores em torno de um "tanque" representativo de um lugar muito reduzido para plantio. As falas são relativas às atividades de cultivo. Entrevistados nos papéis, os personagens falam da importância de cultivar todo tipo de hortaliças, ervas medicinais e muito mais alimentos necessários para completar o que falta na comunidade. Aparece delicadeza no manejo. A criança também desempenha papel de ajudante no cultivo, não sendo aprofundado se representava um adulto ou uma criança. Trocando papéis, também representaram a terra dentro do "tanque", dizendo do que necessitavam para produzir e oferecer os alimentos aos que queriam. Por meio de realidade suplementar com influência da direção, foram incluídos elementos de agroecologia para evitar usar adubos ou fertilizantes químicos. Solicitado um grito de luta representativo da cena, o grupo em coro proclama: "Vamos à cidade cuidar do meio ambiente".

Cena 2: Os personagens se dividem em dois subgrupos representativos de homens sentados no chão bebendo *ron*, fumando charutos, falando de suas aventuras com mulheres e tendo conversas fúteis. Concomitantemente, do outro lado do cenário, as esposas encenam o trabalho de plantio e falam que precisam comer e que, se esperarem seus maridos, morrerão de fome, pois eles não fazem nada para ajudá-las. Os personagens se relacionam e os diálogos revelam sexismo e opressão feminina. As mulheres se submetem a acúmulos de trabalho (provisão de alimentação, além da limpeza de terrenos e plantios) e servem seus maridos, oferecendo comida pronta, bebida e charutos. Também se revelam questões de alcoolismo masculino e exploração do trabalho feminino pelos "donos" das fincas. No meio da dramatização, a plateia nomeia a cena de "Exploração das mulheres". Com técnicas de solilóquio e inversão de papéis, a cena possibilita aos personagens criar novas formas de relacionamentos e negociações de meios-termos. Solicito uma síntese do vivenciado: "Antes da resistência, consciência".

Observação: A atuação de Júlia Motta como ego-auxiliar pareceu bastante motivadora para outras mulheres, no papel de homens, apresentarem espontaneidade. A inversão de papéis parece ter possibilitado diversos *insights* para solução do conflito apresentado.

Cena 3: Duas mulheres batem na porta de uma casa: "Somos do Conselho Popular de Arimao". Personagem que abre a porta: "O que te passa?" "Num passa nada, ao contrário, viemos trazer-lhe uma proposta. Você sabe como está a situação de alimentação neste município, no país, senão no mundo. [...]" Convidadas a entrar na casa, as duas líderes comunitárias prosseguem explicitando possibilidades de plantio de alimentos em terrenos baldios e pequenos ou grandes quintais das moradias particulares.

[...] A encenação segue com as lideranças batendo nas casas, depois é simulada uma reunião na Casa Comunitária. A mulher que desempenha o papel de líder coordena a reunião: "Temos de nos unir para plantar alimentos nos espaços vazios da cidade. Qualquer um de vocês que tenha ao menos um pedacinho de terra própria no perímetro de suas casas deverá plantar alimentos. Também conversem com mais pessoas perto de suas casas para que entendam a importância de aproveitar qualquer tanque para participar deste projeto, poderão produzir alimentos para o núcleo familiar e depois, se quiserem, por solidariedade, poderão intercambiar vários alimentos".

A coordenadora expõe e os outros fazem objeções, alegam que não são camponeses, que há associações de agricultores para plantar. Sem se importar com oposições, ela continua sua explanação. Oriento, ao pé do ouvido, para maximizar resistências à proposta. Deixo a dramatização caminhar. Pergunto quem gostaria de fazer outra proposta à comunidade. Outros percebem dificuldades para convencer a comunidade. Postura firme e voz forte retomam a palavra à coordenadora: "Independentemente dos camponeses, a proposta é uma iniciativa da comunidade pura, com as pessoas que trabalham ou não trabalham". Os contrários ao projeto assumem personagens desmotivados para transformar o *modus operandis*, denotando esperar do Estado a provisão das demandas e carências de suas famílias e da comunidade. A coordenadora reafirma: "No início terão de fazer um trabalho duro [...], todos precisam ajudar começando a limpar os terrenos, há muito lixo, há muito que fazer para preparar a terra, poderão fazer isso com seu núcleo familiar nos finais de semana". [...] Depois de muito trabalho, terão alimentos diferentes. O opositor questiona o que fazer com excedentes (intencionalmente, não troquei os papéis percebendo tratar-se de simulação no *como se* dramático informando outros fora da cena). A coordenadora responde: "A própria economia familiar vai saber o que fazer. Pode-se intercambiar ou até ter ponto de venda, o conselho popular poderá organizar uma feira nos finais de semana". Inicia-se o consenso no contexto grupal.

As sete pessoas do subgrupo pareciam representar seus próprios papéis. A plateia, antes objetando, emudece na metade da dramatização. Percebo que a encenação mistura fatos do cotidiano. Solicito solilóquios e aparecem aspectos da dinâmica daqueles cidadãos. De um lado, havia prós ao projeto emanando combate e poder de liderança para preencher lacunas oriundas das deficiências do sistema aliados ao desejo de ação criativa e inovadora nas comunidades de bairros. De outro lado, os que denotam acomodação no *status quo*. A liderança não se abateu diante das objeções (em solilóquio afirma alegria por sentir o projeto andando, "pois apareceu gente"). A referência é também ao sociopsicodrama que atraiu pessoas que lá estavam pela primeira vez atendendo às chamadas da coordenadora da Casa Comunitária (que nessa cena estava na plateia).

A Cena 3 se encerra com vislumbre de entendimento entre os prós e contras. Para a direção, ficou evidenciada na dramatização a oportunidade de exercitar o que se pretende continuar fazendo na comunidade e o ato sociopsicodramático proporcionou visão de formas de fazer acontecer. Refletindo mais, percebo que na Cena 3 as revelações sobre os problemas na comunidade embutiam um desejo de não expor as contradições da República Socialista de Cuba, mas se dando conta de que a metodologia do psicodrama é reveladora das subjetividades e intersubjetividades.

Na etapa de compartilhamento, todos manifestaram reação de alegria e esperança de transformação positiva na comunidade. As falas foram longas, por isso edito aqui algumas:

Fiquei contente de vir e conhecer pessoas; [...] a companheira Ceres nos ensinou como criar ideias para nos unirmos e sabermos que temos os mesmos sentimentos; mostra um caminho para a comunidade e para multiplicar as pessoas se preocuparem com segurança alimentar, afinal isso é problema que afeta a todos, até de outros lugares do mundo também, não? Para mim, serviu para reafirmar que não há solução para os problemas de alimentação ou outros sem participação. Como educadora social reafirmou a importância de transformar a sociedade e saber que existe um lugar como este para discutir o desenvolvimento da comunidade; serviu para ver meu pátio com pouco espaço também podendo ter plantas [...]. Então, o que mais gostei foi a cena do tanque; [...] neste protagonismo social que estamos vivendo, devemos deixar pra trás coisas que passamos durante tanto tempo que não servem mais, como esperar paternalismos, ocupar mais espaços comunitários e ser mais criativos, porque uma das maiores características que temos é a criatividade; saio daqui com esperança e muito emocionada; há anos, desde que existe a Casa Comunitária, gostaria de usar o espaço assim [...]. Compartir o que vivemos – hoje, aqui, formamos uma aliança neste grupo [...]; há anos que penso em participar de alguma coisa e ver as propriedades plantadas, agora me comprometo a continuar vindo aqui; [...] me senti com muita sintonia com tudo, saio com uma sensação inexplicável, vou convencida de que posso transformar minha própria casa; [...] penso que Cuba tem uma força muito grande com as Casas Comunitárias, e isso precisamos aprender para o Brasil [...].

Também compartilho sentimentos positivos sobre o encontro, incluindo minha esperança de podermos ressoar, partindo de Cuba, possibilidades de desenvolvimento sustentável a todos os países.

Não faltaram elogios e agradecimentos ao método criado por Moreno. Fomos convidadas a escrever mensagens e assinar no livro de pessoas reconhecidas por seu trabalho na Casa Comunitária Paulo Freire.

Solilóquios da diretora depois do ato: "Entre os latinos, serão os cubanos os mais aptos a iniciar uma revolução criadora devido ao *locus* e à matriz de identidade de histórias políticas revolucionárias? Estou feliz pelas trocas nesse grupo de cidadãos de Cuba. Desvelaram mazelas do sistema político e econômico com dignidade e esperança de empoderamento popular. Meu país capitalista apresenta ausência de miséria, violência, analfabetismo, um desequilíbrio socioambiental e descaso com infância e adolescência?"

Dois dias depois do ato recebi notícias sobre o progresso atribuído ao psicodrama para implantar a horta comunitária. Fui convidada a voltar a Cuba e prosseguir com intervenções grupais, mas não foi possível aceitar. Em contatos com Nancy, em janeiro de 2013, soube que o grupo de Balcón de Arimao clamava por outros sociopsicodramas. E agora? Como se responsabilizar pelos projetos que cultivamos?

Moreno (1974a, p. 21) denotava em seu pensamento a necessidade de alternativas para o bem-estar humano que fossem além do marxismo e do freudismo. De acordo com sua análise:

> Marx via a situação do homem apenas como membro da sociedade, e considerava a luta dentro dessa sociedade como seu destino último. Freud via a posição do homem como um viajante entre o nascimento e a morte. O resto do universo não entrava em consideração. A tarefa de nosso século é reencontrar uma posição para o homem no universo.

Nos atos socionômicos, parece haver maior disposição grupal para desempenhar papéis e explorar vertentes do caminho em sintonia com desejo coletivo. Essa subjetividade e intersubjetividade é o que faz o *rizoma* ser germinado no terreno fértil do palco psicodramático em espaços comunitários.

Considerações finais

> "A terra ensina-nos mais acerca de nós próprios do que todos os livros. Porque ela nos resiste." (Antoine de Saint-Exupéry)

Confirmo possibilidades e compromissos na arte de ser psicodramatista em espaços públicos, ressurgindo consciência do legado deixado por J. L. Moreno como potente metodologia de transformação socioambiental. Porém, estratégias institucionais e políticas públicas precisam garantir um processo contínuo na formação de psicodramatistas e na acepção das responsabilidades compartilhadas em saúde e educação comunitária.

Por maior que seja nossa crença sobre a autonomia dos grupos, é imperativo reconhecer que com base em um único ato socionômico, remotamente, um grupo circunstancial promoverá grandes revoluções criadoras na sociedade. Fica a certeza, em cada ato, dos indivíduos capazes de ressoar mudanças no microcosmo de suas relações interpessoais, redes sociais e tantos outros vínculos invisíveis.

Alcançar comunidades mais saudáveis, harmoniosas e pacíficas em dimensões globais pode ser o desafio do conhecimento socionômico para o século XXI na condição de cultivar parcerias institucionais e intervir na cura das doenças causadas pelo sistema de valores culturais, sociais, políticos e econômicos presentes na *placenta social* que afeta os indivíduos e é afetada por eles.

Enfim, o fazer psicodrama público é o que inspira a validade do por que fazer.

Referências bibliográficas

Cuschnir, L. *J. L. Moreno: autobiografia*. São Paulo: Saraiva, 1997.

Fonseca Filho, J. de S. *Psicodrama da loucura*. São Paulo: Ágora, 1980.

Moreno, J. L. *Psicoterapia de grupo e psicodrama*. São Paulo: Mestre Jou, 1974a.

______. "Prefácio". In: Bour, P. *Psicodrama e vida*. Rio de Janeiro: Zahar, 1974b.

______. *Quem sobreviverá? Fundamentos da sociometria, psicoterapia de grupo e sociodrama*. v. I, II e III. Goiânia: Dimensão, 1992 e 1994.

17. Tempo, sonho, trabalho e reencantamento – Temporalidades psicodramáticas para a contemporaneidade[1]

Pedro D'Ávila Mascarenhas

> "O tempo perguntou ao tempo: qual é o tempo que o tempo tem?
> O tempo respondeu ao tempo que não tem tempo para dizer ao tempo
> que o tempo do tempo é o tempo que o tempo tem."

As crianças brincam com as palavras, como observamos no trava-línguas acima. Curiosas, ao brincar tentam se introduzir na questão do tempo e das palavras. Brincando, o prazer de pensar vai se desenvolvendo.

As palavras produzidas por poetas e filósofos são as que, a meu ver, melhor se aproximam do tema. Por isso vou recorrer a elas.

J. L. Moreno situa essa questão na teoria do momento. Diversas e heterogêneas formas de temporalidade estão em jogo. Como isso é refletido no nosso trabalho como psicodramatistas?

O tempo, numa sessão de psicodrama, varia profundamente. Não é o mesmo tempo para o diretor, o protagonista e o grupo; ou para os três contextos e as três etapas. Diversos tempos se entretecem.

Para vislumbrar esse entretecimento, inicio este texto com indicações de algumas temporalidades: da crítica esportiva, com uma interpretação sobre a partida que o Brasil perdeu no mundial de futebol na África do Sul; da literatura, com a temporalidade borgeana; da crítica psicanalítica, com a temporalidade da insignificância de Castoriadis; e uma breve visão histórica cronológica das temporalidades, segundo Peter Pal Pelbart e Pierre Levy.

1. Este artigo foi originalmente apresentado no congresso da Febrap de 2010, tendo sido revisado e adaptado para o presente livro. Ele discute a questão do tempo com base em uma sessão de psicodrama público dirigida por mim e realizada no Centro Cultural São Paulo em 2009. Aborda a teoria moreniana do momento, os conceitos de molecularidade e molaridade da multiplicação dramática, a insignificância de Castoriadis e o trabalho invisível de Dejours.

Temporalidade da derrota da seleção canarinho

Dias depois de o Brasil perder para a Holanda, em julho de 2010, deparei com uma crônica esportiva no jornal, que reproduzo a seguir:

> As culturas arcaicas se baseiam numa concepção cíclica do tempo e da vida. É como se o tempo não avançasse de modo linear, mas retornasse eternamente sobre si mesmo, como as estações do ano e as fases da lua. Seus rituais atualizam, como se fosse a primeira vez, acontecimentos antigos: a criação do mundo, a descoberta do fogo, a coroação do primeiro rei. No imaginário que envolve o futebol, agimos como essas civilizações ditas primitivas: estamos sempre no mesmo lugar. Maracanã, 1950. [...] State de France, 1998 [...]. Da onipotência à impotência, sem escalas. O terceiro ritual de atualização dessa síndrome bipolar, não preciso dizer, aconteceu no último dia 2, em Port Elizabeth, África do Sul. (Couto, 2010)

A força do imaginário futebolístico emerge e molda a ação de cada personagem. Está ali para quem quiser ver. De repente, Maracanã, 1950. Maracanaço de novo? O que faz que fiquemos submetidos tragicamente a tão primitiva temporalidade?

Temporalidade borgeana

> *And yet, and yet*... Negar a sucessão temporal, negar o eu, negar o universo astronômico são desesperos aparentes e consolos secretos. Nosso destino [...] não é terrível por ser irreal; é terrível porque é irreversível e de ferro. O tempo é a substância de que sou feito. O tempo é um rio que me arrebata, mas eu sou o rio; é um tigre que me destroça, mas eu sou o tigre; é um fogo que me consome, mas eu sou o fogo. O mundo, infelizmente, é real; eu infelizmente, sou Borges. Amigo já basta. Se queres ler mais, vai e faze de ti mesmo a escrita e de ti mesmo o Ser. (Borges, 2008, p. 78)

Esse texto aponta para a rede temporal entrecruzada que nos envolve, e quando queremos conhecê-la só nos resta mostrá-la de dentro desse turbilhão e concomitantemente sentir seu impacto em nós. O desafio é transformar esse impacto em criação.

Por outro lado, contrariamente à concepção de tempo borgeana, isto é, sua temporalidade, já é lugar-comum, hoje em dia, afirmar como tudo está tão vertiginosamente rápido e como nossa experiência de presente aparentemente sem memória e sem futuro aponta para uma destemporalização cronológica, histórica, e nos joga numa insignificância sem precedentes.

Temporalidade da insignificância

O termo "insignificância" aqui está no sentido que Castoriadis o emprega, ou seja, principalmente como ausência de conflito social e político. Ana Maria Fernández (2007, p. 45-9) propõe acrescentar e detalhar tal concepção de insignificância somando a ela a ausência de conflito social e político e a crise dos modelos identificatórios, a impunidade dos esquemas de poder dominantes e a barbarização dos laços sociais, tanto públicos como privados. Assim caracterizado, o chamado avanço da insignificância nos aponta para outra temporalidade da contemporaneidade que promove novos modos de alienação na nossa sociedade.

Vamos agora colocar uma ordem cronológica, uma ordem vetorial histórica nessa questão do tempo.

A temporalidade segundo o tempo cronológico

Peter Pál Pelbart (2000) nos apresenta, com Pierre Lévy, uma classificação da sociedade em três tipos: a primitiva, baseada na transmissão oral; a civilizada, baseada na transmissão escrita; e a contemporânea, baseada na transmissão informática. Três tipos de sociedade, três modos de comunicação e transmissão e três modalidades temporais.

Na sociedade primitiva (como vimos na crítica esportiva de Couto a respeito da seleção brasileira de futebol), a repetição oral, com o seu incessante recomeço, compõe a experiência de tempo circular.

Com o surgimento da escrita, uma mudança se produz. A acumulação quase infinita do que pode ser transmitido rompe o tempo circular. A instauração da memória coletiva aponta para a flecha histórica. Com o surgimento do alfabeto e da impressão, a articulação do tempo torna-se linear e histórica com passado, presente e futuro.

Na sociedade informatizada, a rede de dados atualiza-se a cada instante. Aqui, com os modelos do hipertexto e da multiplicidade, a experiência rizomática do tempo se amplia.

Circular, vetorial e rizomática são as imagens esquemáticas geométricas e discriminadas que nos indicam um universo muito mais contínuo nas suas variações.

Bem, agora sim, com os apontamentos anteriores da temporalidade canarinha, borgeana e da insignificância castoriadiana, somados a esse ordenamento cronológico histórico das concepções de tempo, podemos iniciar uma observação singular: como podemos, hoje, olhar as questões na nossa prática do trabalho clínico psicodramático? E qual é a sua importância?

Vou começar pelo protocolo de uma sessão de psicodrama público no Centro Cultural São Paulo, ocorrida em agosto de 2009 e dirigida por mim.

Escolhi essa sessão por gostar dela e por ela trabalhar com o tema do sonho num psicodrama público. Penso que o sonho, por um lado, é algo profundamente singular, único; por outro, trata-se de uma experiência comum a todos os humanos. Por fim, articular a questão do tempo com o sonho me pareceu ser um veio fecundo para pensar.

Vou descrever um esquema da sessão e depois retomá-la conforme os critérios que interessarão para esta exposição. O tema preestabelecido era: "O sonho".

O protocolo

Após as minhas apresentações iniciais, isto é, do diretor e da plateia, contei um sonho que tive na noite anterior: sonhei que estava numa obra, construindo a parte de comunicação; tinha de colocar os canos por onde fluiria uma comunicação, como se fossem conduítes. Os fios passavam por alguns lugares difíceis e eu não sabia como proceder. Sentia aflição por não saber quando terminaria. Talvez essa imagem relacione-se também com outros trabalhos que estava fazendo, mas acordei pensando no do Centro Cultural. Feitos os aquecimentos e a escolha do protagonista, começamos a trabalhar a cena escolhida.

O protagonista sente-se surpreso, estava com medo de se sentir excluído. É um sonho constante e duas vezes por semana se repete.

A última vez que sonhou foi na semana passada. Monta o quarto onde dorme, é uma sala. Descreve os quadros das paredes: um é uma foto dos pais, os outros são cinco fotos dele quando criança. Se pudesse mudar, trocaria as fotos dele, mas a dos pais deixaria.

Protagonista: "Um dos lugares que mais me conecto com o mundo tem TV, computador etc.".

Diretor: "Antes de dormir, no que pensa?"

Protagonista: "Na sexta-feira posso dormir até mais tarde. Posso fazer minhas coisas particulares. Fico pensando nas contas que terei de pagar durante a semana. A produção do serviço está baixa e o chefe reclamando".

Diretor: "Você acabou de dormir e agora vamos entrar no seu sonho. Vou abrir uma cortina e entraremos no cenário do seu sonho".

Protagonista: "Passou da meia-noite, tudo escuro, som da madrugada, não escuto nada. Só se escutam os murmúrios de longe – urrrr, urrrrr, urrr – de vários lugares. As paredes mal pintadas, cinza ou só tijolos. Estou numa fábrica. No começo, a fábrica parece estar abandonada, parece vazia de gente viva, só eu. Eu quero sair e voltar para minha casa. Aqui é a junção de todos os lugares onde trabalhei. Parece um labirinto do qual não acho a saída. Tudo parece igual, eu só quero encontrar a saída. Parece conhecido. É noite e surgem zumbis, mortos--vivos que estão tentando me cercar, e eu fugindo. Fico mais angustiado, embora eu não tenha medo deles."

Protagonista (como zumbi): "Salário, eu quero salário, urrru urrrrr. "Mataram o chefe... trabalho..."

Protagonista: "Sinto-me surpreso quando consigo passar o sonho assim. Eu não quero ter contato com eles. Não acredito que eles vão me matar, mas ficar perto deles não vai ser bom, eu quero sair daqui, eu quero sair, eu já trabalhei, já fiz minha contribuição do dia, quero sair daqui. Tem de ter uma saída daqui, eu trabalho o dia inteiro, saio da fábrica de noite e volto para cá, como estou aqui? Parece que todos da empresa são zumbis".

Diretor: "Vamos sair do sonho e voltar para o seu sofá".

Protagonista: "Às quatro da manhã tenho de levantar e ir para o serviço".

Diretor: "O que você pensa quando acorda?"

Protagonista: "É sufocante, me deixa ansioso. Eu não tenho decisão certa para tomar. Solidão no serviço, não existe assunto no trabalho. Todos estão preocupados em ganhar dinheiro. Tudo que eu faço eu não tenho com quem falar. O outro lado da moeda é que eu gosto de filme de zumbi. O Homero, quando fez o primeiro filme de terror, *A noite dos mortos-vivos*, fez uma crítica à sociedade e, com base nela, todos os bons filmes de zumbi fazem essa crítica à sociedade de consumo. É o paradoxo entre o morto e o ser vivo. O morto é só impulso, mas o ser vivo é pior, é por ganância".

Depois, inicia-se a multiplicação dramática:

Diretor: "Vamos ficar aqui neste canto e ver o que a plateia tem para produzir com base nisso. Quem quer entrar no sonho dele? Quem quer vir andar no sonho dele? Mostrem com o corpo como se sentem. Um de cada vez vem mostrar aqui".

Passo a descrever com poucas palavras algumas das cenas apresentadas. Foram 38 cenas no total. Aqui, elas serão esboçadas resumidamente, assim como no trabalho psicodramático – nele, as cenas também são apenas esboçadas.

Cena 1: O quadro do pai e da mãe dele era lindo!

Cena 2: Sem saída, desespero.

Cena 3: Só falar: lembrei quando era pequeno, minhas fotos, eu joguei fora. Tenho mania de destruir, eu mudo os objetos da minha decoração toda semana.

Cena 4: Chefe: dinheiro tilintando nas mãos.

Cena 5: Criança sozinha, andando.

Cena 6: Morto-vivo trabalhando.

Cena 7: Ah, criancinha lindinha do papai!

Cena 8: Todo mundo aqui só trabalha, que saco! Não aguento mais, só robô, automático.

Cena 9: Nem todas as fábricas são assim, essa é uma fábrica da segunda onda, nem existe mais. Comentário do protagonista: "Cemitério é cemitério, pode ser feio ou bonito".

Cena 10: Música: a gente não quer só dinheiro, a gente quer inteiro e não pela metade.

Cena 11: Música: eu me sinto tolo como um viajante por esta fábrica, pássaro sem asa, rei da covardia.

Cena 12: Sou a única pessoa que gosta de trabalhar, por esporte, por passatempo, para me sustentar. Eu não falo mal da minha empresa. O dinheiro me fez valorizar e progredir. Trabalho é primordial. Ame o seu trabalho.

Cena 13: Pai dando sorvete à criança e batendo na própria testa como se fosse um demente.

Cena 14: Caramba, eu tenho prazer de ficar em casa. Papai comprou computador para mim, eu quero ficar aqui. TV a cabo, sou filhinho de papai.

Cena 15: Oi, tudo bem? Aí, eu tô com duas mulheres aqui. Você não gostaria de sair em vez de ficar aí mofando sem fazer nada? Não.

Cena 16: Isto é sonho ou realidade? Ou uma coisa só?

Cena 17: Música de Raul Seixas *Maluco beleza*.

Cena 18: Música: quando eu era pequeno, eu achava a vida chata. Os garotos da escola só jogavam bola e eu queria ir tocar guitarra na TV.

Cena 19: Algumas pessoas têm dislexia, outras neurose. Música: reparando bem todo mundo tem piolho, tem irmão zarolho, meia furada, sujeira atrás da orelha. Só a bailarina...

Cena 20: Sou a mesma coisa que você, um espelho, sou eu. Vamos contar um grande segredo! Você tem 44 anos e eu 32 e somos virgens sexualmente. Eu não aguento tanto tempo depois da idade de Cristo, eu não aguento mais. Agora não é mais segredo. Tá ligado que você é igual a mim.

Então se inicia o compartilhar. O diretor chama o protagonista para sentar na beira do palco com ele. As pessoas da plateia se aproximam e dizem: "Eu entendi o que você falou, dos seus sonhos, da sua foto, da sua mãe, do seu pai, essas coisas todas. Eu serei seu amigo"; "Só o pessoal que não me conhece, eu estou vindo aqui há dez meses. Eu abri mão de um sonho que tive para ouvir os sonhos dos outros e tentar assimilar tudo que foi passado. Foi para ajudar você. Torço. Sobre mim, esses zumbis são também meus, tanto à noite como de dia, e eu fico lutando para me livrar deles. São relacionamentos que eu não consegui ter contato, me entender, pessoas que eu perdi. Seja porque elas não quiseram seja porque eu não quis. Aquela criança travada que fiz naquela cena sou eu, não consigo falar"; "Engraçado que você falou que ficou surpreso pela escolha. Você foi o protagonista. Parabéns por ter se exposto. Eu também fico muito tempo no computador com dor. Vale a pena sair do computador e abrir a porta"; "Ver sua história e seu sonho se realizando aqui. Uma coisa que me marcou muito. Eu já fui zumbi. Quando a gente não toma as rédeas da própria vida, sem parar para refletir, a gente vai viver sem ser do jeito que queria. Eu vivi bastante tempo assim. Eu sofri um acidente em 2006 e, depois disso, olha o baque que eu tive de passar. Não precisava. O mundo psi sai para trabalhar e às vezes não para e faz isso. É muito fácil ser zumbi, a gente é seduzido o tempo todo para ser zumbi".

Protagonista: "A sua cena foi a que mais me chamou a atenção, me ligou a outra questão: os pais fazem aquela festa, e diferente da expectativa deles, ela fica zumbi na festa dos pais. Levar a criancinha para tomar sorvete".

Quem fez o papel de zumbi: "Muito corajoso o trabalho. Muito forte. Eu sou meio aventureiro, mas eu não teria coragem de estar no seu lugar. Não conseguiria, acho muito grande seu trabalho".

Diretor: "Quão zumbi, em muitos momentos da vida, eu sou. Eu sou um diretor zumbi ou vivo aqui no Centro Cultural? Às vezes, quanto mais quieto estou, mais vocês trabalham entre vocês. Às vezes é zumbi e outras vezes é vivo ficar quieto. Senti-me muito próximo de você aqui no psicodrama. Você não é virgem, eu te sinto muito presente".

A temporalidade na multiplicação dramática

Como evidenciar a experiência de tempo nessa sessão? Vamos dividi-la em duas partes: a primeira, até o item multiplicação dramática, que inclui o relato de uma experiência pessoal e a dramatização da cena do protagonista; a segunda parte vai daí até o fim e inclui os jogos dramáticos criados pelo grupo.

Na primeira parte, surge um cenário mais delimitado no tempo e no espaço, isto é, o protagonista está em seu quarto/sala numa noite da semana anterior, e os elementos mais significativos do cenário se destacam: os quadros e as sensações anteriores ao sonho estão presentes. No sonho, o tempo, embora fique menos marcado, seus traços com comentários sobre a fábrica e o trabalho sobressaem. Como diretor, identifico basicamente dois cenários: o local onde se sonha e o sonho/fábrica. Cenários e personagens relativamente bem construídos despertam a identificação da plateia. Um todo com uma narração mais ou menos unitária em torno da história do protagonista. Como diretor, trabalho com a pesquisa da interação sociométrica dos personagens concretizados. Papéis complementares, sujeito e objeto aparecem. O cenário é delimitado e o tempo também. Para o protagonista, a vivência do espaço e do tempo creio que se dá num arco. Numa das pontas, o aqui e agora do palco do Centro Cultural; no outro extremo do arco, seu quarto, na semana anterior, no dia em que teve o sonho. O sonho aparece como uma cena dentro da cena. Outro espaço de tempo onírico. Para o diretor, a vivência de tempo e espaço é em parte coincidente com o protagonista, e em parte não. O compromisso com o método psicodramático e o espaço e tempo do aqui e agora se impõe. Lembrança de autores colegas, textos, todos presentes de alguma maneira.

Na segunda parte, o que acontece com os parâmetros de tempo e espaço? Aparece uma mistura entre os dois. Cenas fragmentadas. Algumas cenas se referem às apresentadas pelo protagonista, mas a maioria não se refere direta ou explicitamente. Algumas cenas poderiam ser agrupadas, girando em torno de algo, enquanto outras divergem totalmente. Algumas dizem respeito a diversas faces de uma fábrica, outras não tocam nessa questão. Há algumas cenas familiares com crianças. Algumas denotam a intenção de ensinar ao protagonista como ele deve resolver sua questão, e outras não passam por isso. O protagonista responde às sugestões, na maioria das vezes, discordando. Não é possível caracterizar uma data. Aparece a dúvida do que é sonho e o que é realidade. Temos uma profusão de cenas sem uma caracterização nítida de local, do protagonista e do tempo, se é passado, presente ou futuro, ou mesmo se é uma cena que aconteceu de fato ou se foi inventada. Há cenas para ser vistas de forma desarticulada, mas com grande capacidade de exploração e de criar vivências. Cenas que apesar de sua ligação com a primeira estão desarticuladas do referencial inicial de tempo, espaço e personagem, mas evidenciam vias novas. Aqui, não temos uma narração única, mas uma narrativa que está além de uma história determinada. Aqui aparece a potência de fabulação independente de estarmos num regime de verdade ou de ficção. Como diretor, trabalho seguindo as intensidades de criação, não me preocupo com personagens, delimitação de tempo ou espaço, interações sociométricas, papéis etc... Basta delinear alguma intensidade criativa.

Para as pessoas do grupo que veem o protagonista criar cenas com base no envolvimento e no que irrompe em si mesmo, isto é, cenas para si, se defrontam, uma vez criada a cena, com essa mesma cena roubada por outro, conforme outro envolvimento. Cocriações, cotemporalidades ou contemporaneidades, que é, segundo o *Dicionário Houaiss* (2001), "o que viveu ou existiu na mesma época" ou ainda "o que é do tempo atual".

Para mim, diretor dessa sessão de psicodrama, a passagem entre um estilo de direção para outro, isto é, da primeira para a segunda parte, provoca um desabamento e uma queda num vazio. É como se quebrasse o leme do navio que eu estava até aqui dirigindo. Em alto-mar, em plena travessia, fico à deriva. Pior do que isso: eu, o próprio comandante do navio, quebro o leme e me proponho a isso. Que loucura é essa? Um mergulho coletivo com uma vertigem assombradora, é verdade, mas não é só isso. E o resultado, ao contrário da metáfora criada, não é o soçobrar, mas descobrir novas rotas. É como se o navio sem leme tivesse se transformado numa garrafa lançada por um náufrago, vazia, mas com mensagens dentro, e conseguisse pela força de sua imersão traçar novas rotas, novas linhas. Um mergulho no obscuro em busca de luz. As diferenças dos pontos de vista do diretor de psicodrama vêm sendo nomeadas como molar e molecular (Mascarenhas, 1999b).

Trabalhar nessa ruptura da passagem de um tempo histórico vetorial, isto é, com passado, presente e futuro delimitados, para um tempo rizomático é suportar a emergência de movimentos súbitos e inesperados de novos estados mentais; portanto, torna-se necessário suportar o seu vazio imediato de significação. Implica trabalhar com o luto da perda de significados conhecidos.

Não valorizo aqui nenhum enfoque, mas enfatizo a passagem de um para o outro. Nessa passagem, o tempo deixa de ser tempo cronológico, historicizado, para ser outro tempo sem imagem prévia. Criar a sua própria história considero ser de suma importância. O que enfatizo aqui é a diferença entre tempo historicizado e tempo sem imagem prévia. O que está em questão é considerar tempo e história como a mesma coisa.

"The time is out of joint". A frase dita por Hamlet no final da Cena 5 do primeiro ato (Shakespeare, 1988, p. 51), que podemos traduzir por "O tempo está fora dos gonzos", foi escolhida por Deleuze para sintetizar suas teses sobre a emancipação do tempo, questão desenvolvida nos seus livros sobre cinema. A multiplicação dramática se apoia nessa inspiração.

É o tempo cronológico, com tempo e espaço delimitados, que predomina na primeira parte e se imiscui a todo momento na segunda, e é no meio dele que urge outro tempo e o transforma. Um tempo e espaço da surpresa, do inédito. Tempo intempestivo. Tempo que já não está no *aqui* e *agora* e muito menos no *lá* e *então* da representação. Está *entre*. Inapreensível entre apresentação e representação. Não mais a representação e ainda não a apresentação. Talvez possa chamar de caráter da negatividade do tempo da criação. A passagem por essa negatividade se constitui, a meu ver, essencial para a criação. Com Agamben (2009, p. 10) e os prefaciadores do livro *O que é o contemporâneo e outros ensaios* podemos dizer:

> [...] uma autêntica revolução não visa apenas a mudar o mundo, mas a mudar a experiência do tempo. [...] longe de determinações cronológicos causais, a revolução que Agamben pretende pode ser entendida como a constante interrupção da cronologia por um tempo outro, que Walter Benjamin chamava, na esteira de Paulo Kairós, tempo messiânico.

A temporalidade na teoria do momento

Tradicionalmente, no psicodrama, o tempo aparece associado à teoria moreniana do momento com seus fatores: *locus*, *status nascendi* e matriz. Moreno distingue claramente o momento do presente.

> Deve ser diferenciada de "presente". O presente é uma característica universal, estática e passiva, é um correlato de toda experiência, por assim dizer, de forma automática. Como transição do passado ao futuro, está sempre aí. O presente é uma categoria formal, distinguindo-se, por oposição, do momento, que é dinâmico e é uma categoria criativa. É através de um processo criativo espontâneo que a categoria formal do presente alcança significado dinâmico, quando, então, ele se torna um momento. Um processo completamente automático e puramente mecânico, como, por exemplo, a repetição de um filme, possui também um "presente" como sua mais intensa e criativa experiência. Uma definição positiva de momento verificou-se pela sua confrontação, de um lado, com a conserva cultural em suas várias formas e, por outro, com a espontaneidade-criatividade. (Moreno, 2006, p. 427-8)

Ou ainda, referindo-se à história: "O momento não é um pedaço da história, mas a história é um pedaço do momento, *sub specie momenti*. Vivências impressionantes do passado se exteriorizam de alguma forma nas vivências atuais" (Moreno, 1974, p. 85). E os seus fatores são apresentados como integrantes inseparáveis:

> Numa filosofia do momento, três fatores devem ser enfatizados: o *locus*, o *status nascendi* e a matriz. Representam três ângulos do mesmo processo. Nenhuma coisa existe sem seu *locus*, não há *locus* sem *status nascendi* e não há *status nascendi* sem sua matriz. O *locus* de uma flor, por exemplo, está no canteiro onde cresce. O seu *status nascendi* é o de uma coisa em crescimento, tal como brota da semente. A sua matriz é a semente fecundada. (Moreno, 1974, p. 105)

A matriz se refere a algo específico, não repetível da realidade vivenciada que contém um germe de desenvolvimento determinante. Trata-se de uma resposta, uma reação a certa situação. O *locus* se refere ao lugar (espaço) onde algo nasceu, mas também se refere à ação que desencadeará uma reação (matriz), enquanto o *status nascendi* está relacionado com a dimensão temporal de um acontecer. O foco do trabalho psicodramático deveria ser investigar o *locus* para operar sobre a matriz (Bustos, 1997, p. 54).

Todo esse sistema conceitual aponta para uma temporalidade que em certas ocasiões é diferente da cronológica vetorial histórica, do passado, presente e futuro, mais ligada ao momento da criação. No entanto, em outras ocasiões, dependendo da leitura de cada psicodramatista, se encerra na descoberta da origem passada dos fatos.

A temporalidade do sonho necessária para o tempo do trabalho

Quanto ao conteúdo do protocolo em questão, podemos ainda assinalar com Shakespeare que "Somos feitos do mesmo material que os sonhos e nossa curta vida acaba como um sono" (Shakespeare, 1989, p. 952). Essa fala pertence ao personagem mágico Próspero da peça *A tempestade*.

Assim como Borges, no século XX, aponta para a questão do tempo que nos constitui, Shakespeare, no século XVII, apontava para a questão do sonho que também nos constitui.

O diretor também. Eu também sonhei e associei o sonho com o meu trabalho, no protocolo em estudo. Uma parte do trabalho que na maioria das vezes não se integra com o fluxo do trabalho organizado, mas é nele que se forja a potencialidade criadora. A parte invisível do trabalho. O tempo invisível. O protagonista e o diretor trazem cada um seu sonho e o relacionam diretamente com a cena de seus próprios trabalhos.

Desespero e terror são, talvez, os principais sentimentos dessa cena para o protagonista. Aflição e uma expectativa pensante pelo lado do diretor.

O que pensar do tempo do trabalho e do tempo do sonho hoje?

Christophe Dejours (2009) tem algumas ideias a esse respeito. Como compreender as diversas contradições da psicodinâmica e da psicopatologia do trabalho? Para responder, Dejours partiu da tese da centralidade do trabalho nos domínios da formação da identidade, na superação da desigualdade entre homens e mulheres, na evolução política da sociedade, na possibilidade da produção de novos conhecimentos. Restringindo-se na questão da formação da identidade, desenvolve seu raciocínio. As novas formas de organização do trabalho, avaliação individualizada, busca da qualidade total e terceirização em larga escala constituem uma revolução, aumentando consideravelmente a pressão produtiva, o isolamento e a solidão. No lugar da confiança, da lealdade e da solidariedade surgem o cada um por si, a deslealdade e a desestruturação do convívio. "Solidão em meio à multidão."

Entre o que se prescreve para o trabalhador e a atividade real dele surge uma série de obstáculos. Entre o propósito de um psicodramatista e o seu real trabalho despontam muitos obstáculos. Para enfrentá-los, o trabalhador usa sua inteligência, descobrindo sozinho um caminho de superação que passa por impotência, fracasso, desistência, sofrimento e também pela persistência e pela busca. Pela insônia, pelo sonho, pelo completo engajamento do seu corpo no trabalho. Dessa intimidade com a tarefa nasce a capacidade de resistir ao fracasso e ao sofrimento.

"Portanto, a princípio, trabalhar é fracassar e sofrer" (Dejours, 2009). O sofrimento é o que vai mover o sujeito a buscar solução para se libertar da aflição. Essa luta também conduz a um deslocamento próprio, isto é, altera a relação com o trabalho, transforma-se em si mesmo. O trabalhador, inclusive o psicodramatista, adquire novas competências, permite aprimorar-se e ter prazer com o trabalho. Aqui, se emprega a expressão criada por Dejours "trabalho vivo".

Existe uma parte invisível no trabalho. Um tempo invisível. A irritação, o desencorajamento, a dúvida sobre a própria competência não são vistos. "O sofrimento, em geral, não pertence ao mundo visível" (Dejours, 2009). Mas é nessa parte invisível que se plasma a criação de novas soluções.

Por que o trabalhador se arrisca nessa aventura? Por que eu, psicodramatista, me arrisco nessa aventura? Em troca da contribuição, busca uma retribuição. Não só material, mas simbólica. Um reconhecimento. Esse reconhecimento vai permitir uma passagem do fazer para o ser. Ser mais inteligente, mais competente, mais seguro de si depois do trabalho do que antes dele. Fortalecer a identidade. O reconhecimento por parte dos pares o faz sentir-se pertencendo a uma equipe, a uma profissão. Em troca do sofrimento e da solidão, um pertencimento, um desenvolvimento da identidade.

Certas organizações do trabalho favorecem a psicodinâmica do reconhecimento, ao passo que outras destroem sistematicamente essa dinâmica da contribuição e da retribuição. "Tudo depende da formação de uma vontade coletiva a fim de reencantar o trabalho" (Dejours, 2009).

Com base no referencial de Castoriadis, diria que o reencantamento aqui apontado se dá pela articulação do tempo do mundo do trabalho com o tempo do mundo onírico.

Castoriadis (1999) chama isso de subjetividade reflexiva. Nela, o eu toma contato com sua imaginação radical criadora, isto é, com o fluxo incessante de representações, desejos e afetos da psique. Aliás, essa é a característica central da psique tanto para Moreno como para Castoriadis.

Tudo isso, se para algo serve, gostaria de assinalar a necessidade de outra experiência de tempo, como base para nos expor no compartilhar de nossas existências e no compartilhar de tempo para a contemporaneidade!

Referências bibliográficas

Agamben, G. *O que é o contemporâneo? e outros ensaios*. Chapecó: Argos, 2009.

Borges, J. L. "Nova refutação do tempo". In: *Antologia pessoal*. São Paulo: Companhia das Letras, 2008, p. 57-78.

Bustos, D. M. *Actualizaciones en psicodrama*. Buenos Aires: Momento, 1997.

Castoriadis, C. "Imaginação, imaginário, reflexão". In: *Feito e a ser feito: as encruzilhadas do labirinto V*. Rio de Janeiro: DP&A, 1999, p. 241-95.

Couto, J. G. "O ritual da derrota". *Folha de S.Paulo*, Copa 2010, 2. jul. 2010, p. D17.

Dejours, C. "Entre o desespero e a esperança: como reencantar o trabalho?" *Cult*, v. 139, 2009, p. 49-53.

Fernández, A. M. "Lógicas colectivas, subjetividad y política". In: Franco, Y. *et al.* (orgs.). *Insignificancia y autonomía: debates a partir de Cornelius Castoriades*. Buenos Aires: Biblos, 2007, p. 45-9.

Houaiss, A. *Dicionário eletrônico Houaiss da língua portuguesa*. Rio de Janeiro: Objetiva, 2001.

Mascarenhas, P. "Multiplicação dramática a multiplicidade heterogênea e caótica do grupo como possibilidade terapêutica". In: Almeida, W. C. de. (org.). *Grupos: a proposta do psicodrama*. São Paulo: Ágora, 1999a, p. 101-10.

______. "Pontos de vista do diretor de psicodrama". *Momento*, v. 11, 1999b, p. 44-7.

______. "Psicodrama no Centro Cultural São Paulo: contribuições para a reflexão". *Revista Brasileira de Psicodrama*, v. 16, 2008, p. 61-6.

Moreno, J. L. *Psicoterapia de grupo e psicodrama*. São Paulo: Mestre Jou, 1974.

______. "Seção IV – Princípios de espontaneidade". In: *Psicodrama*. São Paulo: Cultrix, 1975, p. 97-204.

______. *Psicodrama: terapia de ação & princípios da prática*. São Paulo: Daimon, 2006.

Pelbart, P. P. *A vertigem por um fio – Políticas da subjetividade contemporânea*. São Paulo: Iluminuras, 2000.

Shakespeare, W. *Hamlet*. Porto Alegre: L&PM, 1988.

______. *A tempestade*. Rio de Janeiro: Nova Aguilar, 1989.

Os autores

Ana Maria Fonseca Zampieri

Pós-doutorada e mestre em Psicologia Clínica pela Pontifícia Universidade Católica de São Paulo (PUC-SP). Doutoranda em Psicologia pela Universidad Del Salvador/Argentina (Usal/ARG) em 2013. Pós-graduada em Terapia de Casais e Famílias pelo Serviço de Atendimento a Famílias e Casais/Pontifícia Universidade Católica de São Paulo (Sefam-SP) em 1987 e PUC-SP em 1990. Professora supervisora de Psicodrama pela Federação Brasileira de Psicodrama (Febrap, 1982). Fez pós-graduação em Terapia Sexual pela Sociedade Brasileira de Estudos em Sexualidade Humana (SBRASH) em 1990 e pós-graduação em Psicotrauma pela Sociedade Argentina de Psicotrauma (Sapsi/ARG) em 2006. É terapeuta EMDR-Dessensibilização e Reprocessamento por meio dos Movimentos Oculares pelo EMDR Institute em 2005. Fez capacitação em Biologia Cultural pela Universidade da Indústria (Unindus) em 2012. É coordenadora científica da Fonseca Zampieri, Assessoria e Desenvolvimento em Educação e Saúde (FZ). Diretora de Ciências e assuntos acadêmicos da Associação Brasileira de Programas de Ajuda Humanitária Psicológica (Abrapahp) e membro da Rede de Eco Bioética da Unesco.

André Marcelo Dedomenico

Médico psiquiatra pela Faculdade de Medicina de Botucatu (FMB-Unesp) e psicodramatista didata pelo Departamento do Instituto Sedes Sapientiae (DPSedes). Mestre em Psicologia Clínica pelo Núcleo da Subjetividade da Pontifícia Universidade Católica de São Paulo (PUC-SP). Membro da equipe de coordenação dos psicodramas públicos no Centro Cultural São Paulo (CCSP).

Antonio Carlos Massarotto Cesarino

Médico pela Faculdade de Medicina da Universidade de São Paulo (USP). Residente em Psiquiatria no Hospital das Clínicas da Faculdade de Medicina da Universidade de São Paulo (FMUSP). Doutor pela Universidade de Heidelberg, na Alemanha e didata pela Sociedade de Psicodrama de São Paulo (SOPSP). Foi professor da Faculdade de Psicologia da Pontifícia Universidade Católica de São Paulo (PUC-SP), da Faculdade de Ciências Médicas e Biológicas de Botucatu (Unesp) e professor auxiliar de Medicina da Santa Casa de São Paulo. Foi coordenador de Saúde Mental da Prefeitura Municipal de São Paulo, supervisor de programas de saúde mental da Prefeitura de Santos, membro do Conselho Regional de Medicina de São Paulo, vice-presidente do Sindicato dos Médicos de São Paulo e membro da Comissão de Justiça e Paz da Arquidiocese de São Paulo.

Ceres Maria Campolim de Almeida

Psicóloga clínica e organizacional. Psicodramatista e supervisora em Psicodrama pela Sociedade de Psicodrama de São Paulo (SOPSP). Especialista em Psicodiagnóstico e Gestão de Organizações sem fins lucrativos.

Cida Davoli

Psicóloga. Psicodramatista, professora, supervisora e terapeuta credenciada pela Federação Brasileira de Psicodrama (Febrap). Coordenadora do projeto Psicodrama Público no Centro Cultural São Paulo (CCSP) de 2003 a 2010. Professora e coordenadora do curso de formação de psicodramatista do Grupo de Estudos e Trabalhos Psicodramáticos (Getep).

Cláudia Clemente Fernandes

Psicóloga pela Universidade São Marcos (USM). Psicodramatista didata no Instituto Sedes Sapientiae (DPSedes), diretora do Grupo de Teatro Espontâneo Gota D'Água e mestre em Administração de Negócios (MBA) e em Recursos Humanos pela Universidade de São Paulo (USP). Coautora do livro *Intervenções grupais. O psicodrama e seus métodos* (2012).

Denise Nonoya

Psicóloga, psicodramatista, supervisora didata, analista transacional. Especialista em Psicologia Social e do Trabalho com formação em *Coaching*. Atua há 26 anos na Universidade Estadual Paulista (Unesp) na área de Desenvolvimento de Pessoas. Realizou trabalhos na área social, como: extensão de serviços à comunidade, sensibilização de educadores ambientais, resgate da autoestima de profissionais disponíveis no mercado e jovens candidatos ao primeiro emprego. Escreve artigos em vários periódicos. Com experiência docente nos níveis de ensino médio e superior, é professora de Psicodrama no convênio SOPSP-PUC e no Instituto Potenciar Consultores. Atua em consultório particular no atendimento psicoterápico individual e grupal de adolescentes e adultos, *coaching* e aconselhamento de carreira.

Júlia Maria Casulari Motta

Doutora em Saúde Mental pela Faculdade de Ciências Médicas da Universidade de Campinas (FCM-Unicamp). Fez pós-doutorado em Psicologia Social pela Pontifícia Universidade Católica de São Paulo (PUC-SP). Professora e supervisora credenciada pela Federação Brasileira de Psicodrama (Febrap) no Índice de Desenvolvimento Humano (IDH). Professora-supervisora no curso de Maestria em Psicodrama na Universidade de Havana, em Cuba. Autora de diversos livros e artigos na área.

Maria Alice Vassimon

Educadora e psicoterapeuta. Formação em Psicodrama e Sociodrama em 1972. Formação em Vegetoterapia Caractero Analítica em 1990. Foi fundadora do Grupo de Estudos e Trabalhos Psicodramáticos (Getep) em 1973, onde trabalha até a presente data. Fundadora do curso de Psicopedagogia do Instituto Sedes Sapientiae que coordenou por seis anos. Especialista em Terapia de Adultos e Casais. Supervisora de profissionais nas áreas de Educação e Psicoterapia e membro da equipe de coordenação da Escola Contemporânea de Orgonomia e Somatopsicodinâmica (Ecos).

Maria Célia Malaquias

Psicóloga. Mestre em Psicologia Social pela Pontifícia Universidade Católica de São Paulo (PUC-SP). Psicodramatista, didata e professora-supervisora pela Sociedade de

Psicodrama de São Paulo (SOPSP). Professora do curso de formação em Psicodrama nível I do convênio SOPSP-PUC-SP, níveis II e III na SOPSP e professora convidada de algumas instituições de Psicodrama. Tem experiência nas áreas clínica e socioeducacional. Coautora de livros e pesquisadora sobre psicodrama e relações interétnicas.

Márcia Almeida Batista

Psicóloga. Psicodramatista. Doutora em Psicologia Clínica pela Pontifícia Universidade Católica de São Paulo (PUC-SP). Diretora adjunta da Faculdade de Ciências Humanas e Saúde da Pontifícia Universidade Católica de São Paulo (PUC--SP). Membro da equipe de coordenação dos psicodramas públicos no Centro Cultural São Paulo (CCSP).

Mariângela Pinto da Fonseca Wechsler

Doutora em Psicologia Escolar pela Universidade de São Paulo (USP). Psicodramatista, didata e supervisora pela Federação Brasileira de Psicodrama (Febrap) nos focos socioeducacional e psicoterápico. Professora de Psicodrama no Departamento de Psicodrama no Instituto Sedes Sapientiae (DPSedes) e no convênio entre a Sociedade de Psicodrama de São Paulo (SOPSP) e a Pontifícia Universidade Católica de São Paulo (PUC-SP). Participante da coordenação do projeto Psicodrama Público no Centro Cultural São Paulo (CCSP) desde 2004. Membro da diretoria de Ensino e Ciência da Febrap como coordenadora do Núcleo de Pesquisa nas gestões 2003, 2004, 2005 e 2006. Autora dos livros *Relações entre afetividade e cognição – de Moreno a Piaget* e *Psicodrama e construtivismo – Uma leitura psicopedagógica,* ambos pela Editora Annablume com apoio da Fapesp, de 1998 e 1999, respectivamente, e de artigos em revistas especializadas. Atende em consultório de psicoterapia de crianças, adultos, famílias e grupos.

Marília J. Marino

Doutora em Psicologia Clínica e mestre em Educação pela Pontifícia Universidade Católica de São Paulo (PUC-SP). Pedagoga com habilitação em Magistério, Orientação Educacional e Supervisão Escolar. Especialista em Supervisão Escolar pela PUC-SP e docente da Faculdade de Educação. Psicodramatista, didata e supervisora pela Sociedade de Psicodrama de São Paulo (SOPSP), membro da coordenação e docente do curso de formação em Psicodrama do convênio SOPSP-PUC-SP (pós-graduação *latu sensu*/especialização). Membro da diretoria de Ensino e Ciência da Federação Brasileira de Psicodrama (Febrap) e do núcleo de formação nas gestões 2003-2004 e 2005-2006. Integrante da comissão científica de vários congressos de Psicodrama, respondeu no congresso de 2010 pela coordenação da atividade Em cena do Brasil. Membro da Câmara de Representantes em várias gestões e atual vice-presidente da SOPSP. Atuação socioeducacional em escolas, diferentes organizações e comunidades. Publicações na *Revista Brasileira de Psicodrama*.

Marisa Nogueira Greeb

Pedagoga pela Pontifícia Universidade Católica de São Paulo em 1961 (PUC-SP). Pós-graduada em Psicologia Educacional. Sociodramatista, diretora, sócia e fundadora da 1ª Escola de Psicodrama Pedagógico e Sociopsicodrama "*Role-playing*, pesquisa e aplicação Ltda.", em 1971. Tem 40 anos de experiência como consultora empresarial e de relações em todos os segmentos sociais, com "notório saber" pela Prefeitura de São Paulo desde 1990. Coordenadora do Psicodrama da Cidade de São Paulo e mentora do Sociodrama Público da América Latina com participação de 15 países da América e da Europa. Tem vários artigos publicados em livros e revistas nacionais e internacionais.

Natália Giro

Psicodramatista didata, Arte-educadora e atriz, é professora de Teatro e Psicodrama da Pontifícia Universidade Católica de São Paulo (PUC-SP) e da Sociedade de Psicodrama de São Paulo (SOPSP). Vice-presidente e ex-diretora de comunicação da SOPSP (gestão 2013-2014), coordena os professores-tutores do Colégio Santa Amália (SP) desde 2011, auxiliando na elaboração, no desenvolvimento e na execução de projetos sobre relações interpessoais e desenvolvimento escolar dos anos do fundamental II e ensino médio. Oferece atendimentos e supervisões, individuais e grupais, para desenvolvimento e aperfeiçoamento do papel profissional para adultos, orientação profissional a adolescentes e apoio escolar a crianças e adolescentes.

Pedro D'Ávila Mascarenhas

Psiquiatra, psicodramatista, psicanalista. Professor-supervisor da parceria Sociedade de Psicodrama de São Paulo/Pontifícia Universidade Católica de São Paulo

(SOPSP-PUC-SP). Membro do grupo de coordenação dos psicodramas públicos no Centro Cultural São Paulo (CCSP). Autor de vários artigos publicados, clinica em consultório privado desde 1975, com atendimentos individuais e grupais.

Regina Fourneaut Monteiro

Psicóloga formada pela Faculdade de Filosofia, Ciências e Letras Sedes Sapientiae da Pontifícia Universidade Católica de São Paulo em 1966 (PUC-SP). Especializou-se em Psicologia Clínica na Clínica Sedes Sapientiae em 1968. Psicodramatista credenciada pela Associación Argentina de Psicodrama y Psicoterapia de Grupo (AAPPG). Professora, supervisora e terapeuta pela Federação Brasileira de Psicodrama (Febrap). Pioneira em trabalhos com grandes grupos, tendo realizado mais de 60 psicodramas públicos, tanto em grandes auditórios como em praças e ruas de São Paulo. Coordenadora da equipe responsável pela realização dos psicodramas públicos no Centro Cultural São Paulo (CCSP) a partir de 2011. Autora dos livros *Jogos dramáticos* (1994) e *O lúdico nos grupos* (2012) e organizadora do livro *Técnicas fundamentais do psicodrama* (1998), todos pela Editora Ágora, além de ter escrito artigos em livros e revistas especializadas.

Ricardo Guerra Florez

Arquiteto, psicodramatista e gestor de processos grupais participativos. Atua também com projetos de aeroportos, *design* de aeronaves, programas de imagem corporativa, pesquisas em patrimônio histórico, cultural e tecnológico, relações internacionais, comunicação visual, computação gráfica e piloto privado.

Rosane Rodrigues

Psicóloga, psicodramatista, supervisora didata nos focos socioeducacional e psicoterápico. Mestre e doutora em Artes Cênicas. Psicoterapeuta de grupo e individual. Diretora e ego-atriz de teatro de reprise. Coautora em várias publicações como livros e jogos de tabuleiro, autora de diversos artigos em revistas especializadas em Sociopsicodrama. Integrante da equipe de coordenação dos Sociopsicodramas Públicos no Centro Cultural São Paulo (CCSP). Professora de formação em Psicodrama e Teatro no Departamento do Instituto Sedes Sapientiae (DPSedes).

Silvamir Alves

Psicólogo, psicodramatista, supervisor didata credenciado pela Federação Brasileira de Psicodrama (Febrap). Mestre em Psicologia Social. Professor da Pontifícia Universidade Católica de Goiás/Sociedade Goiana de Psicodrama (PUC-GO/Sogep). Presidente da Sociedade Goiana de Psicodrama, gestões 2002-2010 e 2013-2014.

Terezinha Tomé Baptista

Psicóloga, psicoterapeuta, psicodramatista e supervisora didata nos focos psicoterápicos e socioeducacional. Docente e supervisora de formação em psicodrama níveis I, II e III no Instituto Sedes Sapientiae e docente convidada em outras instituições. Membro da equipe de coordenação dos psicodramas públicos no Centro Cultural São Paulo (CCSP). Coautora do livro *Sociodrama: um método, diferentes procedimentos* (Ágora, 2010).

Valéria Arantes Barcellos

Psicóloga clínica. Psicodramatista didata, professora e supervisora credenciada pela Federação Brasileira de Psicodrama (Febrap). Docente da Sociedade de Psicodrama de São Paulo (SOPSP), onde ministra aulas de psicodrama e teatro. Diretora de psicodrama público, teatro espontâneo e teatro de reprise. Membro da equipe de coordenação dos psicodramas públicos no Centro Cultural São Paulo (CCSP).

Yvette Datner

Especialista em Psicodrama. Consultora de empresas com atuação em comportamento organizacional e gestão de mudanças. Pedagoga com licenciatura em Educação e pós-graduação em Ciências Sociais pela Universidade de São Paulo (USP). Há 16 anos é professora e supervisora no curso de pós-graduação. Formação em Psicodrama do convênio entre a Sociedade de Psicodrama de São Paulo e a Pontifícia Universidade Católica de São Paulo (SOPSP-PUC-SP). Autora e coautora de seis livros sobre jogos, grupos e psicodrama. Trabalhos científicos apresentados em congressos no Brasil e no exterior.

www.gruposummus.com.br

IMPRESSO NA
GRÁFICA sumago

sumago gráfica editorial ltda
rua itauna, 789 vila maria
02111-031 são paulo sp
tel e fax 11 2955 5636
sumago@sumago.com.br